CORPO
CERTO
PARA VOCÊ

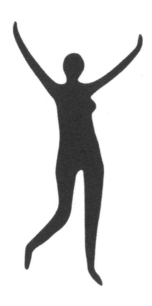

CORPO CERTO PARA VOCÊ

De Gary M. Douglas

ACCESS CONSCIOUSNESS PUBLISHING

Título Original: *Right Body for You*
Copyright © 2013 Gary Douglas
Access Consciousness Publishing
www.accessconsciousness.com

Título traduzido: Corpo certo para você
Copyright © 2020 Gary Douglas
ISBN: 978-1-63493-496-1
Access Consciousness Publishing

Traduzido do inglês por Camila Milagre.

ÍNDICE

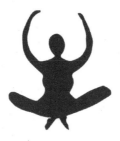

Corpo certo para você trata de reconhecer como você está criando seu corpo. Trata-se de descobrir se você tem o corpo que seu corpo deseja ser — e o que você precisa fazer para criar o corpo que seu corpo deseja ser.

Tudo o que ensinamos em Access Consciousness® inclui fornecer ferramentas, técnicas e sistemas que desbloquearão o que o limita. Sou pragmático. Enquanto algo funciona, eu continuo usando. Quando para de funcionar, faço algo diferente. Se algo não funcionar para você, não faça.

Primeira Parte

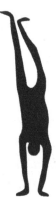

Por Donnielle Carter

CAPÍTULO
1

Do tamanho 50 ao tamanho 40 em quatro meses

Quando você começa a ouvir seu corpo, algo completamente diferente pode aparecer.

Donnielle Carter é uma mulher vibrante, com cabelos avermelhados e olhos castanhos convidativos. Ela adora usar roupas de seda que mostram suas curvas. Ela fala livremente, ri bastante e gosta de estar no centro das atenções. Ela é Facilitadora de Access Consciousness® e apresentadora de programas de rádio, com muitos anos de experiência em radiodifusão e TV.

Há vários anos, Donnielle, que tem um metro e oitenta de altura, usava tamanho 54. Seu jeans solto era do tamanho 56. Quando completou seu primeiro curso de Access, ela usava tamanho 50. Quatro meses depois, passou a usar tamanho 40. Pedi a ela que compartilhasse a história de como usou os processos de Access para sair do tamanho 50 para o tamanho 40 em quatro meses.

—*Gary M. Douglas*

*   *   *

Eu me formei na Brigham Young University com um diploma em produção de transmissão e trabalhei por muitos anos como gerente de promoções de um grande canal de TV. Tudo que estava no ar, fora da programação, era de minha responsabilidade. Eu era responsável por eventos e concursos promocionais e desenvolvi anúncios de rádio, outdoors, internet, até artigos de papelaria e cartões de visita. Minha área era a produção, então também editava vídeos e ganhei alguns prêmios por isso. Também fiz edição de áudio, trabalho de câmera, fotografia, a parte de áudio com os microfones, locação para filmagens e muito mais.

Como trabalhei com promoção, muitas vezes tive que estar na frente das pessoas. Realizávamos eventos, frequentávamos exposições e patrocinávamos estreias e esse tipo de coisa. Muitas vezes realizávamos grandes concursos para distribuir ingressos para as estreias de filmes. Antes do filme começar, era meu trabalho ficar na frente da multidão do cinema e dizer: "Ei! Obrigada por virem. Sejam bem-vindos!"

Mantendo-se escondida

Eu odiava quando tinha que representar o canal publicamente, pois eu sabia que era gorda, que me sentia feia e que seria julgada. Tenho um metro e oitenta de altura e usava tamanho 54. Meu jeans largo era tamanho 56. Eu não estava feliz comigo, obviamente, e eu não conseguia suportar a ideia de que aquelas pessoas olhariam para mim e me julgariam. Frequentemente, eu pagava – ou subornava – alguém do canal para ficar à frente da plateia e falar por mim. De um jeito distorcido, eu estava protegendo o canal. Eu sentia que não os representaria bem por causa da minha aparência.

Fazia o que podia para permanecer escondida e me esforçava ao máximo para evitar estar em frente às câmeras. Eu escalava caixas ou cabos para desviar de qualquer câmera, mesmo quando sabia que não estava ligada. Meu desejo de ficar fora do alcance dificultava o meu trabalho, porque quando você está no negócio de promoção, está sempre perante o público.

Passei muito tempo em um mundo de fantasia, onde eu era uma pessoa diferente. Eu era magra, bonita e atraente. Eu tinha namorados de mentirinha e fazia coisas divertidas com amigos de mentirinha. Eu ficava presente o suficiente apenas para conversar com as pessoas e concluir meu trabalho – depois, voltava ao meu mundo de fantasia. Recentemente, encontrei algumas fotos minhas daquela época e as mostrei para minha mãe. Ela olhou para as fotos e disse: "Eu simplesmente não via o tamanho que você tinha. Como eu não via isso? Eu achava que você estava bem."

Entretanto, eu sabia que não estava bem. Minha mãe é nutricionista. Não queria que ela me apresentasse às pessoas como sua filha, porque não queria que seus amigos dissessem: "Veja a filha gorda dela. Obviamente, ela não é saudável." Eu sabia que não estava saudável, sabia que eu era tóxica, mas optei por ignorar e fingir que as coisas não eram assim.

Minha mãe se interessava por tudo que cruzasse o caminho dela – metafísica, homeopatia, naturopatia. Ela lia muito e frequentava cursos. Ela tinha um programa de rádio em que entrevistava pessoas que estavam fazendo coisas que ela achava interessantes. Com o passar dos anos, conheci muitas dessas pessoas, e muitas delas queriam me "consertar", para que pudessem levar o crédito por me transformar. Elas queriam me colocar em um pedestal e dizer: "Olha o que eu fiz! Ela não é incrível?" Minha atitude era: "Como você pode dizer algo sobre mim? Eu sou uma porcaria. Eu não sou nada." Ao mesmo tempo, eu sabia que era alguma coisa. Todos nós somos. Entretanto, me irritava o fato de eles desejarem me consertar, para que pudessem levar o crédito por isso. Eu resistia a tudo.

Minha mãe e as amigas dela queriam que eu me interessasse pelas coisas em que elas estavam interessadas.

Elas diziam: "Ah, Donnielle, você é diferente como nós, admita!"

Eu dizia: "Não, eu não sou!"

Elas diziam: "Você é psíquica, uma intuitiva. Você é como nós."

"Não, eu não sou!"

"Sim, você é. Apenas aceite isso."

"Não, vão se ferrar. Não vou cair nessa." Eu ainda pensava com meus botões: "Deve haver um jeito mais fácil do que elas estão fazendo".

Após anos de trabalho na TV, deixei meu emprego para ir à Utah e ajudar minha mãe a cuidar de meus avós idosos. Depois da morte deles, havia chegado a hora de voltar a trabalhar e ganhar algum dinheiro. Cuidar dos meus avós tinha sido difícil e eu havia ganhado ainda mais peso.

Eu sabia que seria bem recebida de volta ao canal de TV. O presidente da empresa controladora, que possuía vários canais de televisão nos Estados Unidos, me disse uma vez: "Se você mudar de ideia, encontraremos um cargo para você. Apenas me avise." Entretanto, não era isso que eu queria fazer.

Sempre que pensava em voltar a trabalhar na televisão, sentia uma náusea intensa. Era por causa do peso de toda aquela produção de TV. A ideia de voltar para a TV me fazia pensar: "Eca!" Eu não conseguia mais fazer aquilo, mas não sabia o que queria fazer. Disse para minha mãe: "Estou cansada de ficar no limbo. Preciso fazer alguma coisa. Preciso começar a ganhar dinheiro. Minha vida tem que mudar!"

Àquela época, uma amiga da minha mãe, uma quiropraxista que esteve no programa de rádio dela, entrou em contato com minha mãe e disse: "Estou trabalhando com algumas pessoas de Access Consciousness. Acho que você deveria colocá-los no programa de rádio."

Minha mãe disse: "Conte-me mais sobre isso". E, então, decidiu entrevistá-los em seu programa.

Certa manhã, minha mãe me disse: "Os convidados que estarão no meu programa amanhã correrão nossas Barras em troca da presença deles no programa".

Eu disse: "O que são as Barras? Do que você está falando?"

Ela disse: "Não tenho certeza do que é, mas eles vão falar sobre isso conosco antes da sessão."

Minha reação foi a seguinte: "E agora, em que porcaria vocês me meteram? Eu não quero que corram minhas Barras." Apesar da minha preocupação, fui com minha mãe para descobrir o que eram as Barras.

Fomos à casa onde o amigo da minha mãe estava – Steve – e ele começou a falar conosco sobre as Barras.

Ele disse: "O cérebro é como um computador e as Barras desfragmentam seu disco rígido, eliminam arquivos desnecessários e o deixam novinho em folha". Quando Steve começou a comparar as Barras a um programa de computador, me sentei e perguntei: "O quê?" Sempre pensei sobre computadores e o cérebro dessa forma e sempre amei computadores. Até pensei comigo mesma: "Se conseguisse criar a programação certa, eu poderia me mudar."

Assim que tive essa inspiração, disse: "Ai, tenho que sair daqui". Entretanto, eu já estava lá, então concordei em receber a sessão de Barras. É um processo manual com toques leves na cabeça em trinta e dois pontos de contato, que correspondem a diferentes aspectos da vida.

As Barras têm a ver com receber e eu não recebia muito bem. Eu tinha cortado ativamente o recebimento de qualquer tipo – receber energia sexual dos homens, receber elogios, receber *de mim*. Eu não recebia nada. Eu não recebia dinheiro. Mal recebia ar para respirar. Portanto, não me senti confortável durante a sessão de Barras, para dizer o mínimo.

Steve disse à minha mãe: "Adoraríamos se você recebesse o Dr. Dain Heer, de Access Consciousness, em seu programa. Ele ligaria e você o entrevistaria pelo telefone."

Minha mãe disse: "Ok, legal." Steve começou a correr as Barras da minha mãe e, enquanto eu esperava, minha mãe me pediu para ligar para Dain e combinar a entrevista.

Eu liguei, ele atendeu. Eu disse: "Olá, posso falar com o Dr. Heer?"

Ele disse: "Aqui é o Dain."

Eu disse: "Aqui é Donielle, do programa de rádio" – e partimos para os detalhes. Eu podia perceber o entusiasmo dele – não que eu admitisse que poderia perceber algo pelo telefone. Terminamos o agendamento e eu disse: "Ok, obrigada por seu tempo. Nos falamos amanhã."

Ele fez uma pausa e disse: "Muito prazer em conhecê-la".

Fui pega de surpresa. E disse: "Sim, igualmente. Até amanhã."

Desliguei o telefone. Eu estava sentada em um banco sob o sol e disse: "Droga, estou encrencada. Não posso me esconder desse homem." Esse foi meu primeiro pensamento. Na verdade, eu disse isso em voz alta.

Na manhã seguinte, Steve e Dain estavam no programa de rádio. Steve estava no estúdio e Dain ao telefone. Eu estava nos bastidores, controlando o quadro e apertando os botões, do jeito que gostava. Mamãe estava entrevistando Dain. Eu pensei: "Mal posso esperar para que essa entrevista termine, pois tenho que me afastar dessas coisas". O que eu sabia sobre Access Consciousness fazia sentido para mim e minha reação era que eu deveria fugir. A princípio, fiquei apavorada, porque sabia que eu poderia mudar. Eu estava na encruzilhada de: "Será que realmente quero fazer isso, ou quero continuar me escondendo? Quanto quero ficar no limbo? Quero ficar aqui e reclamar sobre estar no limbo ou quero mudar?" Além disso, o pensamento de que havia alguém que poderia me ver não era divertido para mim.

Após a entrevista de rádio, Steve disse que eles fariam uma classe de Barras. Eu não poderia ir àquela classe, mas deixei escapar: "Tenho que aprender essa coisa. Eu gostaria de ir a uma outra classe."

Minha mãe disse: "O quê?" Ela ficou chocada.

Também fiquei chocada. Era como se o meu corpo tivesse dito isso. Quem disse isso? Droga! Eu havia acabado de me colocar no radar deles. Dei a eles meu nome e telefone.

Após a entrevista, Dain presenteou minha mãe com três sessões. Àquela época, não tínhamos ideia do tamanho do presente que aquilo era. Não sabíamos nada sobre Access Consciousness® ou sobre Dain.

Minha mãe fez uma sessão por telefone com Dain e, após a sessão, ela disse: "Minha filha e eu queremos aprender isso. O que precisamos fazer?"

Ele disse: "Talvez eu consiga alguém que venha de Las Vegas. Há alguns facilitadores lá."

Em seguida, ele disse: "Quer saber de uma coisa? Tenho três dias vagos na próxima semana. Por que não ir eu mesmo e ensinar a vocês, pessoal?"

No dia seguinte, ele disse: "Vamos fazer uma classe enorme juntos enquanto eu estiver aí. Faremos uma classe de O Fundamento (antigo Nível 1) de Access e eu ajudarei a reescrever o manual do curso, pois o atualizamos o tempo todo."

A data estava marcada para duas semanas à frente. Eu pensava: "Não estou pronta. Duas semanas, está muito próximo. Não, ele vai me ver e eu vou mudar. Não!" E, ao mesmo tempo, sabia que eu estaria lá.

As notícias se espalharam de que Dain facilitaria a classe, e muitas pessoas vieram à Califórnia. Cerca de 25 de nós compareceram. Quando Dain entrou, na manhã da classe, eu estava sentada em minha cadeira, olhando para baixo. Eu não queria olhar para ele. Ele tirou minha mãe do meio das pessoas e a abraçou. Em seguida, veio à fileira em que eu estava e me abraçou. Eu finalmente olhei para ele e pensei: "Droga! Ai, não!" Eu não conseguia olhar nos olhos dele. Eu sabia que ele conseguia me enxergar. Ele começou a classe logo em seguida. Fazia duas semanas que eu havia ouvido falar de Access Consciousness® pela primeira vez e lá estava eu, na classe de O Fundamento. Dain iniciou com processos verbais e eu pensava: "Em que diabos fui me meter?"

Acabou sendo uma classe interessante. Eu não fui porque queria perder peso. Eu não fui porque queria mudar o meu corpo. Era a última coisa que se passava em minha cabeça. Eu fui porque sabia que precisava de mudança na minha vida. O que aprendi sobre Access Consciousness® é que era rápido, fácil e que uma enorme mudança é possível – quando se escolhe isso.

Foi o primeiro método com que cruzei que empodera. Tudo cabe a você. Eles lhe dão as ferramentas, mas cabe a você usá-las. Se não as usá-las, também é uma escolha sua. Pensei: "Legal, tudo depende de mim." Gostei disso.

Durante a classe, Dain mencionou algumas pessoas que mudaram o próprio corpo usando as ferramentas de Access Consciousness®. Elas se livraram de limitações, laços energéticos, barreiras e obstáculos que as impediam de obter isso. Pensei: "Se alguém conseguiu isso, eu também posso."

Ao fim do terceiro dia da classe, minha irmã mais velha e a família dela vieram à cidade. Minha mãe e eu os encontramos para jantar no nosso restaurante tailandês favorito.

Após o jantar, minha irmã perguntou à mamãe: "A que tipo de curso você e a Donnie foram?"

Minha mãe contou a ela e, então, minha irmã disse: "Essa é a primeira vez, de que eu me lembre, que Donnie não teve aquela "empolgação" por comida."

Ela percebeu – não que tenhamos falado sobre isso alguma vez – que quando eu comia com outras pessoas, sempre era muito cuidadosa em relação ao tipo de comida e à quantidade que pegava. Eu era muito intensa em relação a comer, pois queria evitar julgamento. Ela conseguia sentir a pulsação energética de eu querer comida e não querer comida – e ela percebeu essa mudança em mim – a ausência da "empolgação" – mesmo antes de mim.

Não falamos especificamente sobe comida durante a classe. Ficar mais magra foi resultado de ficar mais consciente e mais ciente em minha vida. Emagrecer nunca foi um objetivo. Eu realmente disse: "Ah! Estar mais em comunhão com o meu corpo, eu poderia fazer isso!" Comecei a fazer perguntas sobre todos os lugares em que me limitei. Comecei com a minha infelicidade, que era a coisa mais óbvia. E depois perguntei: "O que mais me deixa infeliz?" A resposta foi: "Meu corpo. Sou gorda, me acho feia. Sei que posso ser mais." Não é que eu queria mudar meu corpo para ser feliz. Eu só queria parar de me esconder.

Ter um corpo

Após a classe, comprei a gravação da mesma, para que eu pudesse escutá-la novamente. A maioria das classes de O Fundamento (antigo Nível 1) não são gravadas, já que são ensinadas por facilitadores como eu, e os facilitadores nunca consideram fazer isso. Entretanto, usar as gravações foi um benefício tão grande para mim que sempre gravo as classes que eu facilito. Eu escutava as classes do Dain e algo me pegava. Então, eu parava a reprodução, tocava novamente e usava o enunciado aclarador no que surgia. Eu fazia esse processo sempre que algo me pegava, liberando o que viesse à tona e, depois, voltava a escutar a classe novamente.

Usar o enunciado aclarador é como abrir valas em um lago cheio de água verde estagnada. A energia está bloqueada e não consegue se mover. Não há saída para ela. O enunciado aclarador abre um canal e move a energia para fora. Você não fica mais preso a essa energia, a essa estagnação – você entra no fluxo, onde há mudança constante e energia renovada. Não importa se a limitação ocorreu há cinco dias ou há cinco milhões de anos. O enunciado aclarador volta lá, desbloqueando e revertendo a energia estagnada para que você possa recuperar quem você era antes de aceitar essa limitação. Não é viver do passado; é se libertar do passado.

Se uma energia estranha aparecesse ou eu me sentisse desconfortável em meu corpo por qualquer motivo, eu perguntava: "O que é isso? O que está acontecendo?" Às vezes, eu tinha consciência do que era; outras vezes eu não sabia. Eu dizia: "Bem, seja o que for, destruo e descrio." Você não precisa saber o que algo é para eliminá-lo. Você não tem que definir. Essa é a beleza de Access.

Um dia depois de fazer uma limpeza, tive uma conversa com meu corpo pela primeira vez desde que era criança. Pedi desculpas a ele por ignorá-lo, abusar dele, enchê-lo de comida, deixá-lo passar fome e, geralmente, não dar ouvidos a ele. Eu disse que mudaria o que estava fazendo, que o ouviria e o reconheceria. Agradeci por continuar tentando falar comigo, mesmo quando eu não estava prestando atenção. Eu disse que era grata a ele por não me expulsar ou desistir de mim.

Durante essa conversa, comecei a ter a sensação de *ter* um corpo. Eu estava sozinha em meu escritório e baixei todas as minhas barreiras. Eu disse em voz alta: "Eu tenho um corpo". Anteriormente, meu corpo era apenas uma coisa em que eu colocava roupas. Era um pedaço de carne que eu carregava. Comecei a vê-lo pela beleza que é e quanto dessa realidade eu estava perdendo porque não havia comunicação com ele. Eu prometi não julgá-lo mais.

Em outra noite, algo grande veio à tona enquanto eu estava arrumando minha cama. Eram 22:00. Parei, sentei no chão e fiz processos verbais até 3:30 da manhã. Conforme você faz os processos verbais, as camadas vão se revelando e, em seguida, outra camada é revelada. Bum! Bum! Bum! Fui a todos os lugares em que tentei me esconder na minha vida e todos os motivos pelos quais não queria ser vista.

Voltei ao tempo em que era uma caloura do ensino médio. No meu primeiro ano, tive uma briga feia com uma amiga e nunca mais nos falamos. Sentada no chão do meu quarto, usei o enunciado aclarador sobre os julgamentos, decisões, computações e conclusões que eu havia feito àquela época.

Vinte e quatro horas depois – após 17 anos do meu ano como caloura no ensino médio – recebi uma mensagem pelo Facebook daquela amiga, Nicole.

Ela disse: "Ei, você é a Donnie, do ensino médio?"
Eu não reagi com um "Eca, Nicole." Eu disse: "Uau, Nicole. Que esquisito. Isso não é divertido?" – respondi. "Ei, como você está? Bom falar com você! Quanto tempo!"
Em sua mensagem seguinte, ela disse: "Não me lembro a razão de termos nos distanciado uma da outra, mas se eu tenho algo a ver com isso, eu sinto muito de verdade."

Aquilo foi fascinante para mim. Me lembrei vividamente da briga, eu a liberei usando as ferramentas de Access e, depois de 24 horas, ela me encontrou no Facebook e pediu desculpas. Aquilo havia mudado energeticamente e libertado nós duas. Pensei: "Minha nossa! Essa coisa de mudança de energia é muito incrível."

Existe uma grandeza em ter um corpo. Ter um corpo é toda essa realidade e nossos corpos são a chave para vivenciar isso completamente. Se você está feliz, onde sente isso? Sente no seu corpo. Se está assustado, mesmo sem saber o porquê de estar assustado, como você sente isso? Sente no seu corpo. Você sente o sol, o vento e a chuva com o seu corpo. Pense em quanto perderia se não tivesse um corpo com você! Comecei a me abrir para isso e a ser grata pelo meu corpo – mesmo quando ele ainda estava muito grande. Comecei a olhar para tudo o que ele me dava todos os dias. A sensação com as minhas roupas. O prazer de acariciar um gatinho – tudo isso é vivenciado pelo meu corpo. Comecei a me sentir grata e parei de julgá-lo. Parei de pensar: "Tenho que ser perfeita." O que é perfeito, mesmo?

Fiz planos de ir às classes de Access Consciousness® níveis um e dois (atualmente conhecida como *Escolha de Possibilidades*) na Califórnia e de ir à Costa Rica para o evento de sete dias de Access Consciousness®, que aconteceria dentro de quatro meses. Disse ao meu corpo: "Prometo que vou fazer mais coisas divertidas com você. Vou andar a cavalo quando estivermos na Costa Rica", que era uma opção disponível. Eu praticamente conseguia nos sentir cavalgando enquanto o vento batia em nós. Percebi que era o meu corpo dizendo: "Sim! Ok! Vamos fazer isso!" Comecei a sentir e ouvir as respostas do meu corpo pela primeira vez. Era tão gentil, carinhoso e acolhedor, que eu disse: "Me perdoe por ter passado a minha vida inteira ignorando-o". Era como se eu estivesse me reapresentando ao meu corpo. Ele me conhecia e eu estava me permitindo dizer "oi" para ele.

Fazendo perguntas

Ao longo do dia, fiz muitas perguntas, fiz os processos que aprendi nas classes de Access e usei o enunciado aclarador de POD e POC para tudo que surgiu. Uma pergunta que usei frequentemente foi: **"Onde estou criando limitações em meu corpo? Onde estou julgando meu corpo?"** Eu poderia responder com: "É muito gordo." E então eu dizia:

Ok, tudo o que isso é, todos os lugares em que comprei isso, todas as decisões, julgamentos, conclusões, computações, projeções, separações, expectativas ou rejeições, em vidas passadas, no presente e no futuro, outras dimensionalidades, eu destruo e descrio isso. Certo e errado, bom e mau, POD e POC, todas as 9, curtos, garotos e aléns.

Processos de energia, espaço e consciência

Eu também usei os processos de energia, espaço e consciência (EEC) todos os dias. Eles são ótimos processos para se ter à mão, porque isso é o que *nós* somos. Somos energia, espaço e consciência. Eu perguntava: "Que energia, espaço e consciência posso ser para estar em total unidade e comunhão com o meu corpo?" E então usava o enunciado aclarador POD e POC:

Tudo que não permite que isso apareça, vezes deusilhão, eu destruo e descrio. Certo e errado, bom e mau, POD e POC, todas as 9, curtos, garotos e aléns.

"Que energia, espaço e consciência meu corpo e eu podemos ser para gerar o corpo que desejamos e que verdadeiramente somos?"

Tudo que não permite que isso apareça, vezes deusilhão, eu destruo e descrio. Certo e errado, bom e mau, POD e POC, todas as 9, curtos, garotos e aléns.

"Que energia, espaço e consciência meu corpo e eu podemos ser que nos permitiria ser e parecer exatamente como gostaríamos de ser e parecer?"

Tudo que não permite que isso apareça, vezes deusilhão, eu destruo e descrio. Certo e errado, bom e mau, POD e POC, todas as 9, curtos, garotos e aléns.

Do tamanho 50 ao 40

O tamanho 50 estava bem apertado em mim durante a classe de O Fundamento (antigo nível um) que fiz com o Dain. Quatro meses depois, quando fui à Califórnia para fazer as classes de níveis dois e três (atualmente Escolha de possibilidades), eu estava usando tamanho 42. Dois dias após essa classe, fui a evento de sete dias na Costa Rica e, ao final dos sete dias, eu estava usando tamanho 40. Fui do tamanho 50 ao 40 em quatro meses. Isso desafiava tudo o que havia aprendido sobre corpos, saúde e nutrição. Aprendi que a única maneira de perder peso era de um quilo por semana. A visão convencional era de que se eu perdesse peso assim tão rapidamente, ficaria flácida – e eu não fiquei. Além disso, eu não poderia estar saudável – e eu estava.

As pessoas me perguntam: "Quanto peso você perdeu?" Eu não tenho ideia. Fazia mais de três anos que eu não me pesava. Não ligo para o que a balança diz. Isso não importa. Seu peso pode flutuar quilos em um dia por conta do que você comeu ou pela umidade no ar, entre outras coisas. Focar em seu peso é apenas uma maneira de se limitar, de se controlar e de fazer você se sentir mal.

Amendoins M&Ms

As pessoas também me perguntam se mudei a maneira de comer. Sim, até certo ponto, mas não do ponto de vista da privação. Sim, minhas porções diminuíram, mas não porque eu estava contando calorias ou controlando minhas porções. Simplesmente pergunto ao meu corpo o que ele quer comer e quanto deseja – e é isso que comemos. Então, é apenas: "Ah, você está satisfeito. OK. Você requer mais alguma coisa?" Talvez uma hora depois ele queira outra coisa. Eu o deixo fazer o que quiser. Tem dias que ele quer comer muito pouco, noutros dias quer comer muito. Alguns dias quer comer mais tarde. Alguns dias não quer comer pela manhã. É interessante observar.

Parte do que fiz vai contra o que me ensinaram sobre nutrição. Por exemplo, acho que os M&Ms de amendoim são um alimento completo. Eu os carrego comigo na bolsa do computador. Eles contêm açúcar, sal e proteína. O que mais você precisa no mundo? As pessoas que gostam de nutrição dizem que o açúcar branco é ruim para você, a gordura saturada é ruim para você e os amendoins são ruins para você porque são rançosos. De acordo com a sabedoria dessa realidade, os M&Ms de amendoim são uma comida horrível, mas quando os como, meu corpo canta. Eu paro quando meu corpo não os deseja mais.

Passamos nossas vidas pensando: "Há um prato de comida na minha frente; preciso terminá-lo." Eu não faço mais isso. Uma boa maneira de saber quando seu corpo não quer mais comer um alimento é se o sabor muda. É uma das maneiras como seu corpo se comunica com você, para lhe dizer que está satisfeito.

Eu nunca tinha tomado uma xícara de café antes de Access Consciousness. Fui criada como mórmon e, se você é mórmon, não bebe café! Lembro-me de estar no supermercado quando criança com minha mãe. Nós caminhávamos pelo corredor do café e ela dizia: "Eu odeio o corredor do café." Mesmo assim, eu adorava o cheiro, mas era errado gostar dele. Mórmon! Você não deve beber café. Depois que comecei a fazer as classes de Access Consciousness, estava visitando uma amiga em Nova York e entrei em um Starbucks com ela. Eu disse: "Acho que vou tomar um café também! Vamos colocar um pouco de chocolate nele. Corpo, você quer um pouco?" Ele dizia: "Sim, sim, sim!" Agora que estou ouvindo meu corpo, adoro café. E curry. Eu odiava curry ferrenhamente. Agora eu adoro.

Ferramentas de Access Consciousness

Eu faço testes musculares antes de comer, do jeito que Gary e Dain ensinam. Digamos que eu tenha algumas nozes. Fico de pé, com os tornozelos juntos, segurando as nozes em uma tigela na frente do meu plexo solar e pergunto: "Corpo, você quer ingerir isso?" Ou: "Corpo, você requer isso?" Tenho que afrouxar um pouco os joelhos, senão eu trapaceio. Se o corpo se inclinar para frente, é um sim. Se ele se inclinar para trás, é um não. É assim que funciona para mim. Todo mundo recebe energia de forma diferente. Quando eu facilito classes de corpo, digo: "Eu posso lhe dizer como eu recebo informações, mas pode ser diferente para você. Seu corpo pode querer mostrar-lhe de uma maneira diferente. Você pode perguntar ao corpo: 'Corpo, mostre-me o que é um sim para você. Corpo, mostre-me um não.'"

Também uso a ferramenta Leve/Pesado. Se algo parece pesado, é uma mentira ou não está certo, não faça isso. Se parecer leve, é uma verdade para você. Quanto mais disposta eu me coloquei a receber informações do meu corpo, mais fácil ficou. Para mim, um não é um peso no meu peito e um sim é uma leveza, que é um leve rubor no meu pescoço. É uma sensação feliz. Eu uso a ferramenta Leve/Pesado, não apenas com comida, mas para descobrir o que é verdadeiro para mim e para fazer mudanças em minha vida.

Eu faço perguntas como: "Corpo, você quer vestir isso hoje?" Ou: "Corpo, o que você quer almoçar?" Às vezes, consigo uma imagem do que meu corpo deseja, como restos de comida tailandesa na geladeira e digo: "Tudo bem! É isso que comeremos." Às vezes, meu corpo não está com fome e eu respeito isso. Eu não como apenas porque deveria. E eu não como algo porque alguém me disse que eu deveria! Se não me sinto leve e feliz após uma refeição eu sei que, provavelmente, não comi o que meu corpo queria. Não tem nada a ver com quantidade.

Trata-se de estar em um constante estado de consciência. É estar disposto a dizer: "Ah, isso é engraçado. O que é isso?" Por exemplo, eu estava no supermercado, começando a sentir aquela velha e tensa sensação de "empolgação" com comida novamente. Eu devo comer isso? Eu não devo comer isso? O supermercado estava cheio de pessoas que também estavam tendo suas próprias loucuras sobre comida, então eu parava, liberava e usava ferramentas como *A quem pertence isso* e *Devolvendo ao remetente com consciência anexada*. Se algo não ficasse leve por qualquer motivo eu sabia que, provavelmente, havia uma mentira lá, então eu dizia: "Todos os lugares em que eu acredito que isso é real e verdadeiro, seja o que for, eu destruo e descrio."

Corpo, que aparência você quer ter?

Em uma das classes de Access, fizemos um exercício chamado "Corpo, que aparência você quer ter?" Me veio uma foto instantânea de Marilyn Monroe em seu apogeu, com os seios, a cintura e os quadris. Sempre soube que era assim que meu corpo queria ser. Lembrei-me de uma época em que eu era muito jovem. Eu estava deitada de bruços em uma poltrona, pernas balançando, assistindo a um programa na TV sobre uma mulher de aparência sexy que usava seu corpo para machucar as pessoas. Eu tomei a decisão, naquele momento, que eu nunca usaria meu corpo para machucar ninguém e, para mim, isso significava que eu não poderia ter um corpo de aparência sexy. Tornei-me incapaz de ser meu eu sexual porque associei ser atraente e sexy a prejudicar pessoas! Eu estava em Access Consciousness há cerca de um ano antes de me lembrar daquele pequeno detalhe. Você nem sempre se lembra das coisas imediatamente. Você tem que se livrar de algumas camadas primeiro. Depois que vi isso, me senti muito mais livre, porque essa barreira não estava mais lá. Passei minha vida tentando não atrair homens e me preocupando em não machucar as pessoas. Cada vez que alguém se sentia atraído por mim, eu pensava: "Ah, não! E se eu o machucar?" É um ponto de vista maluco, mas funcionou. Parei de atrair pessoas.

Isso realmente é possível?

Conforme o peso diminuía, às vezes eu pensava: "Isso realmente é possível?" Minhas roupas estão soltas, mas comi M&Ms de amendoim e Doritos ontem, além de ter tomado uma Coca-Cola.

De acordo com essa realidade, eu não deveria estar perdendo peso. Eu perguntava: "Ok, corpo, essa perda de peso é real?"

E ele dizia: "Sim, é real."

Muitas vezes eu ficava tentada a dizer: "Isso é falso. Não é real. Não vai durar." Então, eu dizia: "Espere aí. Faça uma pergunta. A quem pertence isso? O que é isso? Posso mudar isso? Como mudo isso?" Descobri que todas as vezes que esses medos vinham à tona, eu estava desconectada do meu corpo.

Demanifestação molecular

Uma amiga da minha mãe achou que eu estava perdendo peso muito rapidamente. Ela disse: "Você está liberando muitas toxinas em seu corpo. Você precisa fazer uma limpeza de vesícula biliar. Você precisa fazer aquilo. Você precisa fazer tal coisa".

Eu disse: "Na verdade, me sinto melhor do que eu costumava me sentir!"

Na Classe de Nível Três (atualmente *Escolha de Possibilidades*), aprendi sobre um processo chamado *Demanifestação Molecular* e as coisas que eu poderia fazer com ele. Pensei: "O que mais é possível com esse processo?" Todas as noites, antes de ir para a cama, fazia a demanifestação molecular da gordura e dos produtos químicos tóxicos no meu corpo. Eu não tinha ideia se isso faria alguma coisa. Minha atitude foi: "Que diabos. Se funcionar, legal. Se não funcionar, legal também." Eu queria ver o que aconteceria. Eu estava apenas brincando e experimentando com meu corpo.

Minhas roupas ficaram tão grandes para mim que tive que ir comprar umas novas. Foi uma alegria descobrir as coisas que eu poderia vestir. Um dia, quando eu estava comprando algo para usar no casamento de um amigo, vi um vestido frente única feito de tecido esvoaçante com flores brancas e roxas nele. A barra era mais curta na frente do que atrás. Parecia lindo. Quando eu vi, meu corpo fez um "Uau!" E eu disse: "Não! É sem mangas e é um frente única. Eu não posso usar isso! Eu não posso ficar com os braços à mostra!" Tive que fazer um pouco de POD e POC antes de conseguir colocar o vestido. Levei dois tamanhos diferentes do vestido para o provador e, quando coloquei o tamanho maior, achei fofo. Eu estava fazendo compras com minha mãe à época e ela disse: "Acho que você deveria experimentar o menor". Coloquei o menor, amarrei no pescoço e meu corpo começou a cantar. Eu disse: "Ah!" – e toda a angústia foi embora, porque eu podia sentir meu corpo dizendo: "Sim! Isso é o que eu quero vestir!" É um vestido ótimo e tenho um ótimo acompanhamento para ele. Essa provavelmente foi a primeira vez que eu deixei de ir vestida de moleca – cabelo puxado para trás em um rabo de cavalo, sem maquiagem, jeans largos e camisetas que eu usava até que estivessem surradas – para me exibir e brincar com a maneira como me vestia. Agora eu amo enfeitar meu corpo e usar belas roupas e jóias. Ainda não tenho o corpo "perfeito" de tamanho 36 ou 38, seja lá o isso significa, mas estou gostando do meu corpo. Não é esse o alvo de tudo isso?

Agora, toco mais meu corpo, não necessariamente de forma sexual – apenas o toco e o acaricio. Eu recebo massagens com mais frequência. Não há mais constrangimento em tirar minhas roupas. Eu não me importo. Olhe para mim. E gosto do movimento do meu corpo. Eu pergunto: "Corpo, como você quer se mexer?" Ele gosta de alongamento, ioga e pilates. Quando faço essas coisas agora, estou com meu corpo e gosto do movimento até a ponta dos dedos, em vez de porque acho que preciso ficar mais firme ou que isso vai me fazer parecer melhor. Eu me mexo quando meu corpo quer.

Apenas use as ferramentas

As pessoas me perguntam se demorei muito para desenvolver esse jeito de ser com meu corpo. De maneira geral, a resposta é não. Passei 34 anos ignorando meu corpo. A mudança pode vir rapidamente se você permitir. Não exigiu disciplina. Essa é a alegria de Access Consciousness e de ouvir seu corpo. Não há disciplina. Não há regime. Você só precisa usar as ferramentas.

No mundo da dieta, você tem que fazer isso e aquilo. No mundo metafísico, você tem que usar determinado adereço, erva ou ritual. Com Access Consciousness não há nada disso. É assim: "Qual ferramenta eu preciso usar agora?" Não havia exercícios, nenhuma forma especial de comer, nenhuma privação, nenhum treinamento rigoroso. O que quer que meu corpo quisesse, eu fazia. Foi apenas a facilidade de ouvir meu corpo. Você quer comer? Não. Ok. Está com fome? Não. Ok. Você está com sede? Sim. OK.

Facilidade

Há uma grande sensação de facilidade na vida agora. Não é um fardo ouvir meu corpo. Demandou muito mais energia e esforço trabalhar contra ele. Tornei-me mais consciente de tudo com a ajuda do meu corpo. Eu sinto a energia pelo meu corpo agora. Algumas pessoas só ouvem o corpo quando sentem dor. Existe outra maneira. Seu corpo está se comunicando o tempo todo. A dor é a gota d'água. É como se o corpo estivesse dizendo: "Vou aumentar a intensidade até que você me ouça." E a intensidade, eventualmente, se transforma em dor. E se você pudesse ouvir seu corpo antes disso? Foi o que eu fiz – e isso cria facilidade. É divertido, leve e alegre.

Uma das grandes mudanças que ocorreram foi minha disposição a ser vista. No passado, como eu disse, eu ficava escondida. Eu tinha passado boa parte da minha vida longe das câmeras e longe do microfone. Eu dirigia a mesa de som para os vários programas de rádio na estação onde agora tenho um programa, mas não me expressava. Quando eu reproduzia um programa pré-gravado, eu só tinha que ir em frente e dizer: "Você está prestes a ouvir um programa pré-gravado. Se quiser entrar em contato com_____, pode encontrá-lo(a) em_____" – e, em seguida, apertava o *play*. Dez segundos de anúncio. Ficava nervosa por uma semana com isso. Tinha que anotar e quando falava no ar, minha voz tremia e eu suava excessivamente. Agora, você não consegue me fazer ficar quieta! Faço um programa de rádio todos os sábados e facilito as classes de Access Consciousness.

Recentemente, minha mãe me ligou às 22:30 numa sexta-feira à noite e disse: "Estou doente. Não posso fazer as entrevistas do meu programa de amanhã pela manhã. Você pode fazer as entrevistas?"

Eu disse: "Claro, sem problemas."

Ela disse: "Dr. Fulano de Tal irá ao ar às 10:00."

Eu disse: "Ok, e sobre o que vamos falar?

"Hipotireoidismo."

Não sei nada sobre hipotireoidismo. Pensei: "Ok. Posso fazer perguntas."

Ela disse: "Às 11:00, um herbalista falará por telefone e abordaremos a radiação."

Pensei: "Ok, não sei nada sobre esses assuntos, mas irei em frente e falarei sobre eles por duas horas, sem problemas."

Eu poderia fazer isso, porque gosto de ser quem sou agora. Eu estou feliz. Eu não me importo de ser vista, observada ou mesmo julgada. Julgue-me e divirta-se! Eu posso escolher não deixar isso me afetar. Como me sinto mais confortável sendo eu, posso falar, as pessoas podem me ver e eu ando pelo mundo de maneira diferente. Eu recebo atenção, o que costumava me assustar. Antes eu era assim: "Não olhe para mim!" Agora está tudo bem. Eu não me importo de ser vista. Estou disposta a receber tudo isso. Estou disposta a ser ouvida. Estou disposta a ser o presente que posso ser para o mundo, porque somos todos um presente para o mundo.

Há uma grande sensação de facilidade na vida agora.
Não é um fardo ouvir meu corpo.
Demandou muito mais energia e esforço trabalhar contra ele.

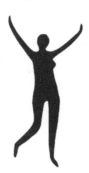

Segunda parte

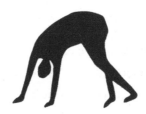

Por Gary M. Douglas

CAPÍTULO
2

Ter um corpo

Seu corpo vai cuidar de você, se ouvi-lo.
Seu corpo realmente quer cuidar de você!

Você, como um ser infinito, é energia, espaço e consciência. Na verdade, você é o espaço entre as moléculas do seu corpo. Você continua tentando se criar como sólido e real, mas não é isso que você é. E se você estivesse disposto a ser a energia, o espaço e a consciência que realmente é? E se estivesse disposto a não ser nada além do espaço entre as moléculas? E se tivesse a capacidade, o poder e a potência de manter essas moléculas juntas? A verdade é que você faz isso.

Seu corpo

Alguém me perguntou recentemente: "Qual é a relação entre um corpo e um ser? Eu sei que estou com esse corpo, mas eu possuo esse corpo ou esse corpo é apenas uma parte de mim?"

Pedi a ela que fizesse o seguinte exercício, que convido-o a experimentar também:

Feche seus olhos. Alcance e toque suas extremidades. Não as extremidades do seu corpo, mas as suas extemidades, do ser infinito. Alcance energeticamente e toque as suas extremidades. Vá às suas extremidades mais distantes, onde você, como um ser, está. Agora, vá mais longe. Você está lá também? Um ser infinito poderia caber em um corpo do tamanho de um humano? Não. Seu corpo está dentro de você, o ser. Não é o contrário; você não faz parte do seu corpo. Você o cria a cada momento, a cada dia, com cada ponto de vista que tem.

Você encarna tudo aqui

Seu corpo não é apenas uma coisa em si. Não é que exista você e seu corpo e depois exista o resto do mundo. Você encarna tudo aqui. Seu corpo não está de alguma forma separado do resto de sua vida. Você tenta levar seu corpo para um passeio, em vez de perceber que você e seu corpo são uma criação e uma encarnação desta realidade.

Quase todas as religiões do planeta têm o ponto de vista de que seu corpo é uma pilha de carne que você deve usar, enquanto sua alma é o que tem valor. As igrejas, cultos e religiões nos dizem repetidamente que a alma é superior ao corpo – a alma é a única coisa valiosa. Essa maneira de pensar cria uma separação entre você e seu corpo. Seu corpo não é menos do que você. Seu corpo é parte de você. Ele tem capacidades incríveis. Ele pode fazer coisas notáveis. E se você incluísse a magia do seu corpo – e a magia de tudo – em sua vida? Seu corpo deve ser incluído na unidade com você, como parte de você, porque é parte de quem e do que você é.

Você tem que ser grato por seu corpo. Você pode funcionar de um lugar totalmente diferente quando é grato pelo seu corpo.

Você é grato pelo seu corpo? Ou o trata com desrespeito? Você se comunica com seu corpo sobre o que ele deseja? Ou diz: "Quero ficar aqui, quero ir ali, quero comer isso, quero beber aquilo, quero dormir com aquela pessoa?" Quando faz isso, está sendo indiferente ao seu corpo. Você está desafiando seu corpo e lutando contra ele, em vez de ser com ele. E quando está desafiando e resistindo ao seu corpo, você não pode estar em gratidão por ele – nem consegue se comunicar com ele.

Se você tratasse seu amante assim, ele ficaria por perto ou iria embora? Seu amante cairia fora! E se você trabalhasse *com* o seu corpo? Como é trabalhar com o seu corpo? Bem, para começar, você é grato por ele. Você se comunica com ele. Você faz perguntas para descobrir o que ele precisa e deseja – e ouve a consciência que virá a você como resposta.

Quando começa a ouvir o seu corpo,
algo totalmente diferente pode surgir para você.

Se você não tem ouvido o seu corpo, agora é a hora de começar. Comece fazendo perguntas e ouça-o atentamente. Deixe seu corpo lhe mostrar do que ele precisa. Você pode não perceber, mas seu corpo, como qualquer outro animal, sabe exatamente o que requer. Sabe quando deseja comer e o que deseja comer. A consciência do que ele precisa é muito maior do que a sua.

Tive um cavalo maravilhoso com quem eu costumava cavalgar em trilhas no sopé das colinas de Santa Bárbara. A certa altura, percebi que sempre que estávamos na trilha, ele comia dentes-de-leão continuamente, mas eu não dei muita atenção a isso. Então, uma vez, quando eu estava fora da cidade, ele teve cólica, que é um distúrbio intestinal, e foi levado ao veterinário. O veterinário descobriu que ele tinha um tumor gorduroso que ocupava cinco metros de seu intestino. O tumor foi removido e ele sobreviveu. Mais tarde, descobri que o dente-de-leão tem muitos usos medicinais diferentes. Ele ajuda no processo digestivo, contribui para a eliminação do tecido adiposo do corpo e, supostamente, ajuda no combate ao câncer. Meu cavalo tinha comido aqueles dentes-de-leão para evitar que o tumor se tornasse um problema.

Cães, gatos, cavalos e todas as criaturas do planeta comem tudo o que seu corpo lhes diz para comerem. Quando você vê cães ou gatos – que são basicamente carnívoros – mastigando grama, você sabe que há algo acontecendo no corpo deles que precisa ser resolvido. Seu corpo tem a mesma habilidade e consciência de um cavalo, cachorro ou gato. Ele sabe do que precisa e lhe dirá – se você perguntar – e se você o ouvir.

Como você trata seu corpo?

Se você é como a maioria das pessoas, escolhe fazer coisas com seu corpo que não são legais para ele. Na realidade, você pode ser muito bom em fazer seu corpo sofrer. Talvez você tenha tido o costume de sair e ficar bêbado, depois ir para casa com pessoas de quem você não gostava e que não gostavam de você. Você acordava na manhã seguinte e se perguntava: "Por que escolhi isso?" Talvez você tenha acordado com muitas ressacas. Ou talvez tenha tentado levar drogas, sexo e *rock 'n roll* a um novo nível para que você pudesse se tornar iluminado. Ou talvez outra coisa. Infelizmente, nada disso funcionou.

Você trabalha muito? Você sabe que está fazendo isso, mas continua assim mesmo? Você diz: "Tudo bem, só tenho mais um pouquinho para fazer. Eu não vou desistir, vou continuar, continuar, continuar." Então, não muito depois, você diz: "Ah, não, agora estou me sentindo um lixo". Não, *você* não se sente um lixo. Seu *corpo* se sente um lixo. Ele queria que você parasse há muito tempo, mas você não quis ouvi-lo. Muitas das coisas normais e rotineiras que você faz são imensamente cruéis com seu corpo. Você torna as coisas muito mais difíceis do que deveriam ser para seu corpo. Você força seu corpo a fazer coisas que ele não quer fazer, porque decidiu que deveria fazê-las. Todas essas coisas estão sendo ruins para o seu corpo.

Seu cachorro fugiria de casa se você o tratasse da maneira como trata seu corpo. Se o seu corpo fosse um cachorro, ele o abandonaria e encontraria outra pessoa que cuidaria melhor dele. E os cachorros não deixam as pessoas facilmente; eles aceitam muitos abusos. Você deve mimar o seu corpinho da mesma forma que mima o seu cachorro. Coce seu corpo atrás das orelhas, esfregue-o no peito e na barriga e diga-lhe que ele é um corpo bom. Você precisa se levantar de manhã e dizer: "Corpo, obrigado por me aguentar. Eu amo você."

Um amigo meu tinha uma professora de Tantra que o visitava. Ela queria fazer sexo com ele, mas ele não conseguia. Ele ficava horrorizado. Ele fez tudo o que havia disponível para conseguir, mas não estava rolando. Ele me perguntou o que estava acontecendo.

> Perguntei a ele: "Você se lembra do que ela lhe disse na última vez que esteve lá?"
>
> Ele disse: "Não. O que ela disse?"
>
> Eu disse: "Ela disse que estava pronta para ser mãe solteira. Ela o visita para ficar grávida?"
>
> Ele disse: "Ai, meu Deus! Sim!" Ele fez uma pausa por um instante e, então, começou a acariciar amorosamente o próprio peito e disse: "Corpo bom, corpo bom, corpo bom!"
>
> Agora, quando ele não consegue, pergunta-se: "Essa pessoa vai ficar grávida?" Sempre que pergunta, ele obtém um *sim*. O corpo sabe: "Isso vai dar em gravidez."

Você trabalha contra o seu corpo?

Você conhece alguém que é gentil com o próprio corpo? Observe as pessoas que se exercitam. Elas malham o corpo ao máximo até que ele esteja quase "perfeito" e, então, elas o julgam e dizem que é um monte de escombros. Elas estão malhando para não serem gentis e para não verem o que é verdadeiro para o próprio corpo. Você se condicionou a não ser gentil com seu corpo e para não vê-lo como ele gostaria de ser?

Existem centenas de maneiras em que trabalhamos contra nosso corpo. Observe as pessoas andando na rua, incluindo pessoas que supostamente estão em seus corpos, como atletas e levantadores de peso, sejam eles rapazes ou moças. Observe pessoas magras, pessoas de aparência anoréxica e pessoas pesadas, sem falar nas pessoas do tamanho de geladeiras. Elas parecem gostar de seus corpos e apreciá-los? Elas estão cientes de como o próprio corpo se move? Não. A maioria das pessoas trabalha *contra* o próprio corpo e não *por* ele. Muitas pessoas abusam horrivelmente do próprio corpo.

Quando conheci minha primeira esposa, que era dançarina, ela só comia atum e picles porque estava tentando ficar magra. Ela trabalhava como uma louca, dança do ventre, sapateado e fazia tudo aquilo. Nunca foi sobre a alegria de ter o corpo – nunca. Ainda não é. Agora ela não tem nada além de dor e incapacidades em seu corpo. É aí que você vai parar se seguir por esse caminho. Não tem que ser assim.

Conheço uma mulher que participava de uma seita em que havia muito estresse, coação e pressão para que o trabalho fosse feito. Freqüentemente, ela ficava sem dormir por uma, duas ou três noites seguidas para concluir os projetos em que estava trabalhando. Às vezes, quando sua exaustão se tornava insuportável, ela se deitava no chão sob a mesa para tirar uma soneca. Em seguida, ela se levantava e começava a trabalhar novamente.

Isso é o que chamo de ser um terrorista com seu corpo. Muitos de nós já fizemos coisas assim com nosso corpo uma vez ou outra. Você se condicionou para ser um terrorista com seu corpo? Toda vez que você adota um ponto de vista fixo sobre qualquer coisa que tenha a ver com seu corpo, você já planejou de antemão a grosseria que vai fazer. Todas as maneiras que você decidiu que deveria viver, todas as maneiras como você decidiu que as coisas seriam e todas as coisas que você decidiu que aconteceriam são as maneiras que você planeja fazer o que é desagradável para o seu corpo. Você o deixa fora da equação, nunca perguntando o que ele quer. Você não o ouve ou age levando-o em consideração.

Sendo gentil com seu corpo

Você pode pensar que ser gentil com seu corpo é descansar, comer doce ou algo assim, mas ser gentil é mais do que isso. Ser gentil com seu corpo é saber quando parar e quando ouvir. É saber que se você realmente ouvir o que está acontecendo em sua vida, você não terá que lidar com desastres sequenciais. Quanto você está sendo maldoso com seu corpo toda vez que você bebe algo que seu corpo não quer, toda vez que você come algo quando seu corpo não deseja ou toda vez que você escolhe ir contra o que seu corpo está dizendo? Você está sendo tão mau quanto uma cobra com um nó na cauda.

E se você fosse 10% mais gentil com seu corpo?

Uma das maneiras de ser gentil com meu corpo é ficar muito consciente. Isso contribui para o meu corpo de muitas maneiras diferentes. Por exemplo, quando estou muito consciente ao longo do meu dia, realizo muito. Isso é ser gentil com meu corpo, porque significa que tenho mais tempo para descansar e brincar, bem como para criar e gerar uma sensação de facilidade e alegria em minha vida. Em vez de sobrecarregar meu corpo, em vez de machucá-lo, crio facilidade e paz em meu corpo com tudo que faço e tudo o que ocorre. Isso me ajuda a fazer tudo mais rapidamente do que eu faria, em vez de me forçar a fazer as coisas.

Recentemente, acordei pela manhã e sabia que precisava fazer alguns consertos no meu carro. Cada vez que eu dava a partida, a luz de "trocar o óleo" acendia e apagava instantaneamente. Eu poderia facilmente ter ignorado por mais uma ou duas semanas, até que o carro se recusasse a dar a partida, mas decidi ficar atento e levá-lo ao mecânico. Eu queria consertá-lo antes que quebrasse e o seguro tivesse que me resgatar.

Enquanto esperava minha assistente me buscar no mecânico, decidi descer a rua até um antiquário de que gostava. Antes de entrar na loja, vi uma loja de tapetes que não tinha notado antes. Uma das coisas que eu queria realizar naquela manhã era encontrar uma loja que vendesse um tipo específico de tapete. Eu tinha dito a uma amiga que aquele tapete ficaria perfeito na casa dela mas, infelizmente, ela não conseguiu encontrá-lo em lugar nenhum. Então, entrei na loja de tapetes e encontrei o tipo exato que havia comentado com minha amiga, sem ter que dirigir por toda a cidade. Bum! Tive a consciência que me permitiu encontrar o tapete no momento em que a loja se apresentou. A maioria de nós não presta atenção à consciência de que nosso corpo, nosso carro e toda a nossa vida estão tentando nos dar, mas do meu ponto de vista, é sempre uma gentileza com nosso corpo quando o fazemos.

Aqui está uma pergunta que você pode fazer a si mesmo todas as manhãs: **"Como posso ser 10% de gentileza com meu corpo hoje?"** Existem milhares de maneiras diferentes de ser 10% mais gentil com seu corpo. Falamos sobre ser gentil com o próprio corpo em uma classe recente de Access Consciousness, e uma mulher nos disse: "Quando perguntei como eu poderia ser 10% de gentileza com meu corpo, ele me disse que gostaria de mais calor. Percebi que tenho ignorado quando está frio. É um hábito cruel que adquiri."

A maioria de nós adquiriu o hábito de ignorar nosso corpo. Dizemos a nós mesmos: "Estou com frio, mas aguento". Isso é gentil? Não! É estar ciente do seu corpo? Não! É fazer uma pergunta ao seu corpo? Não! É tomar uma decisão que exclui seu corpo. Seu corpo sabe quando precisa ficar mais aquecido. Antes de viajar para Montreal, na primavera passada, descobri qual seria a temperatura. A previsão era de 3ºC a 10ºC. Isso é frio para os padrões do meu corpo, então peguei um sobretudo, uma jaqueta, um suéter, meu cachecol e minhas luvas. Isso é ser gentil.

Há também o calor do toque que seu corpo deseja. Se o seu corpo deseja ser mais tocado, isso significa que você deve estar disposto a tocar mais! A maioria de nós pensa que deseja que alguém nos toque. Às vezes você tem que tocar os outros para que eles estejam dispostos a tocá-lo, e você precisa estar disposto a tocar a si mesmo. Com que frequência você se recusa a tocar os outros enquanto deseja ser tocado?

Curtindo seu corpo

Você criou seu corpo; então por que você não está curtindo? E se o propósito da vida fosse aproveitar o corpo a cada momento, todos os dias? Você está fazendo isso? Se você acordar pela manhã, é hora de viver! Ocupe-se e divirta-se! Não faça coisas que não deseja fazer! Faça tudo o que você gostaria de fazer. Pergunte:

- Corpo, o que você gostaria de fazer hoje?
- Corpo, o que o faria feliz?
- Corpo, o que seria divertido para você fazer hoje?

A maioria das pessoas nunca faz essas perguntas. Elas dizem coisas como: "Ah, eu quero dançar", mas nunca perguntam ao corpo se ele quer dançar. Ou dizem: "Quero me deitar sob o sol para sempre", mas não perguntam ao corpo se é isso de que ele gostaria!

É incrível o que pode acontecer quando você é gentil com seu corpo e está em comunhão com ele. Comunhão é uma sensação de unidade com seu corpo. Você e seu corpo trabalham juntos dentro da estrutura do mundo inteiro. Não há sensação de separação entre você, seu corpo e o resto do mundo. Você está conectado a todas as coisas. É como se sente quando está em uma floresta. Você experimenta a sensação de fazer parte de tudo ali. Você não está separado de nada. A floresta o nutre – e você contribui para ela. Quando começa a ficar em comunhão com seu corpo o tempo todo, há uma sensação de paz que você não consegue obter de outra maneira.

A alegria da encarnação

Há uma razão para estar aqui neste planeta, que tem a ver com a alegria da encarnação. É um lugar a partir do qual precisamos funcionar. Você deveria ter um nível de comunhão com seu corpo que lhe permitiria aproveitá-lo, mas isso não parece acontecer nesta realidade. Isso explica porque não conseguimos fazer coisas mágicas com nossos corpos. Se pudéssemos ver que existe uma grandeza na encarnação, teríamos uma possibilidade totalmente diferente no que poderíamos criar e gerar.

O que aconteceria se você, de fato,
fosse legal consigo e legal com o seu corpo?

CAPÍTULO
3

Sendo ambíguo

Eu o convido a estar em comunhão com seu corpo.
Ser ambíguo – fazer perguntas – é a maneira de fazer isso.

Ambíguo significa confuso, incerto ou vago. Quando você está sendo ambíguo, significa que você não se agarrou a uma resposta ou conclusão. Você não definiu as coisas. Você não tomou decisões ou fez julgamentos. Você ainda não decidiu o que pode – e não pode – ser feito. Você está alerta e ciente. Você está na pergunta – e quando você está na pergunta, fica aberto a tudo o que é possível.

Muitas pessoas identificaram e aplicaram equivocadamente que ambivalência e ambiguidade são a mesma coisa. Não são a mesma coisa. A **ambivalência** é onde você vê a diferença entre duas coisas e não consegue escolher entre uma e outra. É ser bilateral. Você fica limitado. É isso ou aquilo. Essas são as únicas opções. A **ambiguidade** tira você do universo de "isso ou aquilo" e o leva para a possibilidade.

Se abre mão da ambiguidade e da possibilidade de ser um ser infinito, perde parte de seu poder e acaba se sentindo um ser finito, sujeito aos caprichos e fúrias de uma sorte ultrajante.

Entretanto, se você usar a ambiguidade em tudo o que fizer, tem escolhas infinitas, pois não está tornando nada finito.

Por exemplo, se perceber um sentimento ou sensação, em vez de chamá-lo do que você acha que é: "Ai, minhas costas doem", ou "estou me sentindo cansado", permaneça na ambiguidade. Não dê um nome. Basta perguntar: **"O que posso fazer com isso?"** Esta é uma maneira de mudar sua perspectiva para que você pare de impor julgamentos e decisões sobre seu corpo. Você diz que está "se sentindo mal" ou "está com dor de cabeça" ou "sente (como você decidir nomear o sentimento)". Quando você define algo dessa maneira, destrói a possibilidade de descobrir o que isso realmente pode ser. E se for uma consciência não cognitiva que está tendo? Você já teve momentos em que tem uma sensação sobre algo ou sente que algo não está certo, mas não sabe o que é? Essa é uma consciência não cognitiva. Você começa a olhar ao redor e questiona mais sobre o que está acontecendo e, de repente, você descobre. Isso é funcionar a partir da consciência não cognitiva.

Alguns anos atrás, eu estava no Texas, dirigindo com uma amiga no carro dela. Tive a sensação de que devíamos parar para tomar um café, mas pensei: "Não preciso de café" e continuei dirigindo. Logo depois disso, tive a sensação de que deveríamos parar em uma loja de antiguidades que vi, mas estava fechada. Então, parei em um semáforo. Havia um caminhão gigante próximo de nós. O sinal ficou verde, mas o caminhão não se moveu. Eu perguntei: "O que está acontecendo?"

Comecei a avançar lentamente – e não é assim que dirijo normalmente. Eu costumo pisar fundo. Não sou uma pessoa que avança lentamente na frente dos carros. Enquanto eu avançava lentamente, um carro apareceu do nada, bateu na frente do carro da minha amiga e continuou andando. Foi um atropelamento seguido de fuga. Saí vagarosamente porque *tive a sensação* de que algo não estava certo, mas não sabia o que era. Não nos ferimos, mas isso poderia ter acontecido se eu tivesse avançado em uma velocidade mais alta.

Todos nós temos momentos de consciência não cognitiva como esse. Não que eu pudesse ver algo à minha frente; eu não sabia por que estava me movendo tão devagar. Não havia nenhuma "razão" para eu avançar tão lentamente – eu só sabia que precisava ser cuidadoso. Quando você funciona a partir de uma consciência não cognitiva, tudo se torna muito mais fácil. Precisamos fazer isso o tempo todo. É uma parte importante de ser ambíguo.

Você aprendeu durante toda a sua vida que não deveria ter ambiguidade. A ambiguidade é considerada errada nesta realidade. Você deve ter um ponto de vista fixo. Você deve acertar as coisas e defini-las. Você é ensinado a acreditar que, se tiver um número suficiente de pontos de vista fixos, você realmente tem algo. Não tenho certeza do que você deve ter com todos esses pontos de vista fixos – mas você deve ter *algo*.

É do seu interesse ser ambíguo, porque quando você está sendo ambíguo, está vivendo na pergunta. E se a ambiguidade for sua principal saída para essa realidade? Quer saber? Ela é! É o lugar de onde você faz perguntas – o que lhe dá maior consciência – criando, então, uma possibilidade mais grandiosa.

Digamos que você tenha cinco quilos a mais do que deseja em seu corpo. Você pode dizer "Ah, isso é terrível!" Que tipo de pergunta é essa? Não é uma pergunta! É um julgamento. Você diz ao seu corpo: "Você é errado, ruim e terrível!", em vez de perguntar como você pode mudar o que está acontecendo, que é ficar na pergunta. O que faz quando alguém lhe diz que você é errado, ruim e terrível? Você luta, resiste e diz: "Dane-se você, eu não vou mudar isso!" Você se alinha e concorda com eles e diz: "Você está certo, eu sou errado, mau e terrível." Ou vai embora?

Você está se afastando de seu corpo – ou lutando contra seu corpo – ou concordando que ele está em mau estado – em vez de lhe fazer uma pergunta? Você precisa ir a um lugar ambíguo, onde pergunta: "Ok, corpo, o que estamos fazendo e como podemos mudar isso?"

Ouvir para ter a consciência

Ao fazer uma pergunta ao seu corpo, ouça a consciência – não a resposta. Uma resposta parece algo sólido; é baseada no ponto de vista de todo mundo. Uma consciência é um universo expansivo que cria mais facilidade para você e seu corpo. Às vezes, pode levar alguns dias, até uma semana ou um mês para que a consciência apareça. Continue ouvindo. A maioria das pessoas não se preocupa em fazer perguntas ao próprio corpo, mas algumas perguntam. Elas fazem uma pergunta, mas se a consciência não vier instantaneamente, elas param de ouvir. Você tem que estar disposto a ouvir. Você pode se perguntar: "Mas por que ainda não recebi uma consciência?" Ou: "Quando virá a consciência?" Ou: "Quando chegará aqui?" Uma pergunta melhor seria: **"O que se requer para eu ter essa consciência?"**

Universo de não escolha

Alguém me disse recentemente: "O corpo da minha mãe está se deteriorando. Ela acabou de fazer uma operação nos olhos que, em vez de melhorar sua visão, a deixou cega de um. Isso significa que ela não pode dirigir e terei que fazer várias coisas extras para ajudá-la. Isso vai ser muito difícil para mim e estou com medo. O que posso fazer para mudar a maneira como me sinto?"

Perguntei: "Que parte disso você decidiu que é a sua responsabilidade?"

Ela respondeu: "Eu decidi que é minha responsabilidade ajudá-la e cuidar dela."

Perguntei: "É realmente sua responsabilidade?"

Ela disse: "Eu adoraria poder dizer não, mas continuo dizendo sim, porque não há mais ninguém para fazer isso."

Perguntei: "Bem, você poderia contratar um motorista para ela?"

Ela disse: "Ah, entendi. Não estou olhando para as escolhas aqui."

Este é um exemplo do problema que você cria quando não faz perguntas. Você decide que tem que assumir responsabilidade pelas pessoas. Você salta diretamente para assumir a responsabilidade e fica sem escolha. Entretanto, sempre há uma escolha. Você pode substituir as palavras *minha mãe* por qualquer situação em que sinta que não tem escolha; ou seja, todos os lugares em que você esteja em um universo de não escolha. Seu universo particular de não escolha pode ter a ver com seu trabalho, seu dinheiro ou seu relacionamento. Ou, talvez, tenha a ver com o seu corpo!

Por muito tempo eu não entendia por que as pessoas não faziam perguntas. Eu não conseguia entender por que elas tentavam encontrar a resposta "certa", como se tal coisa existisse. Então, percebi que as pessoas não querem ser ambíguas. Enquanto você não estiver disposto a ser ambíguo, não será capaz de fazer perguntas.

Do que você acha que gosta?

Muito do que pensamos que gostamos tem mais a ver com a realidade das outras pessoas do que com a nossa, porque não estamos dispostos a ser ambíguos. Tentamos nos definir com base no que gostamos de comer, o que gostamos de beber, o que gostamos de fazer ou o que achamos que é bom. Nada disso tem nada a ver com a realidade. Se você não tiver absolutamente nenhum ponto de vista fixo, terá escolha total. Entretanto, enquanto você tiver um ponto de vista fixo, por menor que seja, não terá escolha.

É muito mais divertido criar sua vida como os personagens do filme *Como se fosse a primeira vez*, que é sobre uma mulher que tem uma condição em que não consegue se lembrar de nada do dia anterior. Ela começa cada dia de um jeito totalmente novo, sem carregar julgamentos consigo; então, para ela, cada dia é cheio de possibilidades e aventuras. Ela não está presa às decisões que tomou no dia anterior. Recomendo que você assista ao filme 50 vezes para saber como seria ter um primeiro encontro consigo mesmo e com seu corpo.

Sendo comunhão com o seu corpo

Estou lhe convidando a ser comunhão com seu corpo. Ser ambíguo – fazer perguntas – é como se faz isso. Seja ambíguo em relação ao seu corpo e com ele. Use perguntas como essas:

- O que é isso?
- O que posso fazer com isso?
- Posso mudar isso e como mudo isso?
- Como meu corpo e eu mudamos isso? Você faz essa pergunta porque você e seu corpo estão conectados.

Ferramenta: leve ou pesado, e não certo ou errado

Quando fizer perguntas, procure o que faz com que você se sinta mais leve. Você não está procurando o que é certo ou errado. Se for um sim, a sensação é mais leve, é a sua consciência da energia da possibilidade. O primeiro pensamento que passa pela sua cabeça e que parece leve é o seu saber. O segundo pensamento é a dúvida que você cria para invalidar o que de fato você sabe. Esse pensamento vai parecer pesado.

Tudo o que é verdadeiro é leve, e tudo o que é mentira é pesado. Pare quando você bater de frente com uma mentira. A maioria das pessoas não faz isso. Elas descobrem algo que é uma mentira e, em seguida, tentam descobrir que parte é certa ou que parte escolheram. As pessoas então perguntam por que escolheram isso – como se descobrir o porquê de ter escolhido as livraria daquilo. Fomos ensinados que deve haver uma causa raiz e uma razão para algo. Esse não é o caso. Isso é uma mentira.

Você tem que usar esta ferramenta a partir do espaço da ambiguidade. Não decida qual é a resposta antes do tempo. Há pessoas que dizem: "Isso não me fez sentir leve", para que possam justificar o motivo pelo qual escolheram o que escolheram. Ou elas dizem: "Isso parece pesado", como um motivo para não escolherem o que já decidiram não escolher. Não decida com antecedência! Não chegue a conclusões. Fique na pergunta. Seja ambíguo.

É muito simples. Tudo o que você tem a fazer é olhar para algo e perguntar:

- Isso faz com que eu me sinta mais leve?
- Se não o faz se sentir mais leve, então não é verdadeiro. É uma mentira.
- Se for uma mentira, deixe-a ir.
- Retorne para o que faz você se sentir leve.

Cada pergunta que você faz cria a possibilidade, bem como a vida e viver do seu corpo.

CAPÍTULO
4

Julgando seu corpo

Sempre que adquire um ponto de vista fixo, tudo o que você enxerga é o que pode ser compatível com o seu ponto de vista fixo.

Você se levanta de manhã, olha-se no espelho do banheiro e diz: "Estou horrível hoje. "Quem é essa pessoa velha olhando para mim?" Ou você diz: "Isso está muito flácido. Isso está muito caído. Isso não é grande o suficiente e isso é muito curto?" Tudo isso são julgamentos. O que o julgamento cria? Julgamento cria mais julgamento.

Se você é como todas as outras pessoas que já conheci, você tem um caso de amor com o julgamento de si mesmo e do seu corpo. Seus julgamentos são a maneira como você cria seu corpo e a maneira como você o destrói. Como eu me julgo? Deixe-me contar as maneiras.

O que você e a maioria das pessoas estão fazendo agora é: "Meu corpo não parece (preencha o espaço em branco)." No espaço em branco estão todas as coisas que você usa para julgar seu corpo. "Meu corpo não é mais como era aos 21 anos. Meu corpo não parece uma máquina de sexo. Meu corpo não se parece com (você escolhe!)." Estas são as poções do amor que você entrega ao seu corpo.

As pessoas julgam seus corpos sem piedade. Elas dizem: "Eu sou gordo – ou eu sou magro – e ninguém nunca vai se interessar por mim". Ou: "Se você for grande, ninguém quer você". Essas coisas não são verdadeiras. Existem várias culturas em que você é considerado a coisa mais gostosa do mundo se você tem um corpo grande e gordo. Existem outras culturas em que, se você for uma magricela, você é a melhor coisa do mundo. Existem culturas (neste caso, a cultura se chama "homens") em que se você tem algum decote de respeito, eles não se importam com o resto. Também há muitas pessoas que não têm julgamentos sobre corpos. Elas apenas desfrutam de qualquer corpo que esteja à sua frente. Elas sabem que o que é agradável é um corpo sensível e disposto a receber. E se você simplesmente amasse seu corpo? Se você não ama seu corpo, você não pode se divertir com ele. Você tem que começar amando-o. Você já olhou para o seu corpo e disse: "Corpo, você é muito legal. Como você me atura?"

O que você deseja criar como sua vida? Você quer se divertir ou quer julgar seu corpo? Uma mulher que pesava 90 quilos veio para uma classe de Access Consciousness.

Ela disse: "Sei que está me dizendo que sou gorda que ninguém nunca olhará para mim."

Eu disse: "Você tem um pouco de peso, mas criou seios realmente bonitos. Se usá-los como uma plataforma, pode tirar proveito dos bens que criou e mostrar um pouco do decote, você se surpreenderá com o que vai acontecer."

Ela disse: "Eu jamais poderia fazer isso."

Perguntei: "Por que não?"

Ela disse: "Porque isso faria de mim uma vagabunda!"

Perguntei: "E por que você não gostaria de ser uma vagabunda?"

Ela disse: "Ah, esse era o ponto de vista da minha mãe, que é ruim ser uma vagabunda."

Eu disse: "E se você não julgasse e apenas usasse seu decote em seu benefício? Você sabe, vagabundas se divertem. Vagabundas fazem o que querem. Vagabundas não julgam. Elas apenas se divertem."

Ela me ligou um mês depois e disse: "Eu fiz mais sexo no último mês do que nos últimos dez anos. Eu amo você! Comecei a usar roupas que mostravam meu decote e, desde então, tive homens me perseguindo na rua para pegar meu número de telefone e implorar para que eu os deixasse me levar para jantar e se divertirem comigo. Estou me divertindo mais do que em toda a minha vida! Muito obrigada. Eu sou uma grande vagabunda peituda."

Aproprie-se da grandeza do seu corpo

Você comprou à ideia de que um corpo é uma coisa errada? Você acredita que o ser é grandioso, seu corpo está errado e sua alma é a única coisa de valor? Isso é o resultado de muitas igrejas, cultos e religiões! Você está mentindo para si quando compra que seu corpo é errado e se recusa a ter consciência do que é realmente possível. Ter um corpo físico radicalmente diferente é o reconhecimento de que existe uma grandeza na encarnação. Existe algo em ter um corpo, que é de um valor tremendo. Não é um erro. Você tem que estar disposto a possuir a tal grandeza do seu corpo! Quando entra no erro de seu corpo, não reconhece a potência que você é, por tê-lo criado.

Seu ponto de vista cria sua realidade

Há um conjunto de quatro romances de Lawrence Durrell chamado *O quarteto de Alexandria*. Cada romance apresenta o ponto de vista de uma pessoa diferente sobre um único conjunto de eventos que ocorreram antes e durante a Segunda Guerra Mundial. Ao ler, você começa a perceber como o ponto de vista de cada pessoa é diferente do ponto de vista das outras. Você também começa a ver que é apenas o seu ponto de vista que cria a sua realidade. Não é a realidade que cria seu ponto de vista.

Recentemente, conversei com uma mulher que disse: "Estou julgando menos meu corpo e isso é ótimo. Meu corpo e eu estamos nos divertindo mais. Não vejo que tenha mudado muito, mas continuo recebendo *feedback* não solicitado de pessoas que veem meu corpo de maneira muito diferente de mim."

Eu disse: "Isso é porque elas a veem a partir do ponto de vista delas. Ninguém vê a mesma coisa. Você não consegue ver o que é. Você só consegue ver o que julga que é."

Criamos a estrutura, a forma e a significância de nossos corpos com base em nossos julgamentos, como se o julgamento fosse uma fonte de criação. A dificuldade é que o julgamento nunca é uma fonte de criação. É simplesmente uma fonte de respostas e mais julgamento.

O espelho é um reflexo do seu julgamento

Tive uma conversa com um amigo sobre o romance *O retrato de Dorian Gray*, de Oscar Wilde. Na história, um artista pinta o retrato de um jovem chamado Dorian Gray. Um dia, ao contemplar o próprio retrato, Dorian disse:

Como isso é triste! Vou envelhecer, ser horrível e terrível. Porém, essa imagem permanecerá sempre jovem. Nunca será mais velha do que este dia específico de junho. Se simplesmente fosse de outro jeito! Se ao menos eu fosse sempre jovem e a imagem que envelhecesse!

Por isso – sim, por isso –, eu daria tudo! Sim, não há nada no mundo todo que eu não daria! Eu daria minha alma por isso!

Você pode adivinhar o que acontece. Dorian dá sua alma para permanecer eternamente jovem e belo. Então, ele começa a cometer atos feios e destrutivos contra os outros – e o rosto na pintura (que está escondido no sótão) torna-se terrivelmente velho e feio.

Eu disse ao meu amigo: "Você tem que entender que guarda um retrato seu no sótão da sua mente. É chamado de espelho do seu banheiro. É lá que você cria as ideias de que é mais feio, mais velho, mais gordo ou mais magro do que realmente é. Você olha aquele retrato todos os dias e compara seu corpo a ele, mas o retrato mostra apenas um reflexo de seus julgamentos. Isso é tudo o que ele pode fazer. O espelho nada mais é do que um reflexo de seus julgamentos."

Já trabalhei com várias pessoas que são anoréxicas e percebi que, quando se colocam diante de um espelho, tudo o que veem são seus julgamentos sobre o quanto pensam que são gordas. Pessoas com sobrepeso, que se olham no espelho, veem seus corpos através de um caleidoscópio. Tudo o que elas veem é uma pequena área que é ampliada e distorcida. Todos nós usamos os julgamentos de nossos corpos para criar nossos corpos. Seu corpo é projetado e estruturado para seguir seus julgamentos. Se você não tivesse nenhum julgamento de seu corpo, você nem perceberia como ele é – jamais! Entretanto, nós observamos as coisas e as julgamos e, então, julgamos as coisas que julgamos. O que isso faz? Cria nosso corpo. Você usa sua potência e poder para criar (com seus julgamentos) a estrutura de seu corpo do jeito que está, em vez de como poderia ser ou gostaria que fosse.

Você se levanta de manhã e pergunta: "Como você pode ser bonito hoje, meu querido corpo?" Você se olha no espelho e pergunta: "Ok, lindeza, vamos ver o que podemos ser?" Não, você diz: "Bela, você é uma Fera". Se o seu cabelo está ficando ralo, você pergunta ao seu corpo: "O que precisamos fazer para crescer mais cabelo?" Você escuta para ter consciência – ou chega a uma conclusão, tortura a si mesmo e ao seu corpo e diz: "Ai, meu Deus! Estamos perdendo nosso cabelo!" Tudo o que isso cria é mais queda de cabelo, porque é aí que você está colocando sua energia. Você torna real a perda de cabelo.

Um tempo atrás, fiquei em pé de guerra porque meu cabelo estava ficando branco. Achei ridículo eu ter cabelos brancos. Achei que deveria ser capaz de escurecê-los naturalmente novamente. Peguei um monte de remédios homeopáticos para deixar meu cabelo escuro, os tomei e, então, um dia, percebi que tinha o ponto de vista de que era errado ter cabelos brancos. Com meu julgamento, eu estava mantendo meu cabelo branco no lugar errado. De alguma forma, pensei que o uso de remédios homeopáticos eliminava o que havia de errado, mas eles não mudaram a energia do que eu estava criando. Quando vi isso, perguntei: "Quem se importa?" Agora estou em paz com a cor do meu cabelo.

Permissão

Você tem que estar na permissão do seu corpo. Permissão é: tudo é apenas um ponto de vista interessante. Você não resiste ou reage a qualquer julgamento ou ponto de vista. Você não se alinha ou concorda com qualquer julgamento ou ponto de vista. Nada está certo ou errado, bom ou ruim. Se nada estivesse certo ou errado, o que você e seu corpo seriam? Você seria o que escolhesse ser. E você ficaria feliz!

Você está em permissão amorosa do seu corpo? Ou você está dizendo: "Bem, sim, estou em permissão amorosa do meu corpo, exceto quando está gordo no lugar errado e magro no lugar errado e muito curto no lugar errado ou muito longo no lugar errado"? Isso não é permissão amorosa. Isso é julgamento!

Ferramenta: interessante ponto de vista

O antídoto para o julgamento é "interessante ponto de vista." Toda vez que encontrar um julgamento, não importa de onde venha, apenas diga: **"Interessante ponto de vista"**, ou **"interessante ponto de vista que tenho esse ponto de vista"**.

E se você não tivesse julgamentos a seu respeito? E se você não tivesse pensamentos, sentimentos ou emoções? Você seria totalmente insensato e totalmente consciente. Agora, algumas pessoas pensam que a mente é uma coisa boa, mas discordo. Sua mente só pode fazer uma coisa – ela define o que você já sabe. Isso é tudo que ela pode fazer. Não pode ir além das limitações desta realidade, que é outra forma de dizer que não pode ir além do que todos pensam ser verdade. E se você pudesse ter algo diferente? E se pudesse fazer algo diferente? E se pudesse ser algo diferente? Você, como um ser infinito, pode ir além do escopo da realidade de todos os outros – se escolher.

O julgamento de outras pessoas

Se desejar, você pode comprar os pontos de vista de outras pessoas, prendê-los em seu corpo e se tornar infeliz. Isso é algo que todos nós fazemos – e somos bons nisso. Recebemos os pensamentos de outra pessoa – e, então, os refletimos como se fossem nossos. E para tornar as coisas ainda mais loucas, nós nem mesmo captamos os pensamentos dela com precisão. É como se estivéssemos brincando daquela brincadeira de criança chamada "telefone sem fio". Uma pessoa sussurra no ouvido de outra pessoa e a segunda pessoa ouve algo totalmente diferente do que a primeira pessoa disse. A primeira pessoa diz: "Eu sou um chato." A segunda pessoa ouve: "Eu tenho que ir à loja", que sussurra para a pessoa três, que ouve: "Eu sou uma prostituta"... e assim por diante. É assim que funciona. Você aplica as coisas que pensa que ouve em sua vida e as usa para julgar-se. Você vê em que confusão isso o coloca? Se você realmente entende que 99.000 por cento dos pensamentos, sentimentos e emoções que passam pela sua cabeça não pertencem a você, conseguirá parar de pegar os pontos de vista e julgamentos de outras pessoas.

Se pegar para si os pontos de vista de outras pessoas, acabará acreditando que seu corpo não tem valor ou não parece certo, ou até que é o que dizem que ele é! Nada disso é real; é apenas o seu condicionamento. Condicionamento é algo que fazemos o tempo todo. Quando mulheres moram juntas na mesma casa, eventualmente, todas terão o mesmo ciclo menstrual. Se colocar vários relógios na mesma sala, todos eles começarão a funcionar na mesma velocidade. Mesmo que você os ajuste de forma um pouco diferente, dentro de três a cinco dias, todos eles funcionarão juntos. É normal entrarmos em sincronia com tudo ao nosso redor. Se você entrar em sincronia com todas as pessoas ao seu redor que estão em julgamento, você criará mais julgamento e limitação de seu corpo.

Você se condicionou ao julgamento como se fosse real. Não é real. Você não precisa fazer isso. Pegar para si os julgamentos de outras pessoas é simplesmente uma escolha que você faz. Talvez você seja como a pessoa que me disse: "Quando criança, tudo o que criava era julgado como ruim e errado e eu assumi isso. Agora, não importa o que crio, vejo a criação como errada." Este é um exemplo de como você se envolve com os pontos de vista de outras pessoas. Todos nós fazemos isso. Se você cresceu com pessoas que julgavam o próprio corpo, aprendeu que também deveria julgar seu corpo. Talvez seus pais não tenham falado sobre os julgamentos que tinham sobre o próprio corpo, mas eles ainda os tinham – e você, o pequeno demônio psíquico que é – estava ciente disso. Nós nos condicionamos para estar em alinhamento e concordância com os julgamentos de outras pessoas sobre nosso corpo, o que significa que você vê seu corpo através dos julgamentos e pontos de vista de todos ao seu redor. Da mesma maneira que se condiciona a ter contato com sua família ou cultura, você também se condiciona a criar seu corpo! Se está disposto a ser ambíguo e sair do condicionamento de todos, então pode escolher como gostaria de criar seu corpo e sua vida.

Uma mulher caucasiana, que mora na Coreia do Sul, me disse que se você não for magérrimo na Coreia (onde todos são magros), você é considerado gordo. Um amigo, que morava em uma ilha do Pacífico, me disse que as pessoas de lá (que são muito grandes) sentiam pena dela porque ela era magra. Algum desses pontos de vista é real? Não! Eles são simplesmente julgamentos com os quais todos nesses lugares concordaram. Aqui está outra maneira de encarar isso: você não pode ser o efeito de nada, a menos que dê a isso o poder de ter mais valor do que você, o que significa que dá aos julgamentos de outras pessoas controle sobre si.

Ferramenta: a quem pertence isso?

Eu queria descobrir como não comprar os julgamentos e pontos de vista de outras pessoas, então fiz um experimento por seis meses. Cada vez que um pensamento, sentimento ou emoção se apresentava, eu perguntava: **"A quem pertence isso?"** Ao final de seis meses, percebi que não tinha pensamentos, sentimentos ou emoções. Eu não conseguia aceitar o ponto de vista de outra pessoa como meu, porque sabia instantaneamente que pertencia a outra pessoa. Quando você começa a ir além do que todos pensam ser verdade, pode começar a criar algo diferente para você e seu corpo.

Quando falo sobre isso, algumas pessoas entendem que por não ter pensamentos, sentimentos e emoções vindos de outras pessoas, significa que não tenho emoções. Isso não é verdade. No funeral da minha mãe, eu chorei. Chorei por causa do que perdi. Na época do Natal, eu choro com todos os programas de televisão e na maioria dos comerciais, afinal, não seria bom se eles fossem verdadeiros? Eu choro pelo que não é – não pelo que é. Minhas emoções são o resultado do que vejo faltar no mundo e que seria maravilhoso ter. Eu não choro sobre o leite derramado.

Ferramenta: esse é o seu ponto de vista?

Comece a fazer perguntas a seus filhos sobre os pontos de vista deles. Uma amiga me disse que, às vezes, a filha dela chegava da escola e dizia coisas esquisitas.

Minha amiga perguntava à filha: "Esse é o seu ponto de vista – ou de outra pessoa?"
E a filha dizia: "Ah, de outra pessoa."

Minha amiga dizia: "Então, você tem que ficar com isso como se fosse seu?"

E a filha dizia: "Hum, não."

A mãe dizia: "Ok, legal."

Seus filhos são muito mais psíquicos do que você; essa é a razão pela qual eles o escolheram como pai ou mãe. Eles dizem: "Vou obter todas essas capacidades e habilidades ao ter essas pessoas como meus pais".

Você precisa começar a fazer perguntas aos seus filhos. Tente perguntar: "**Do que você está consciente e que não deseja saber?**" As respostas deles, com certeza, irão surpreendê-lo. Uma mãe cujos filhos usam ferramentas de Access Consciousness me contou que, um dia, perguntou à filha o que ela tinha feito na escola, então a filha disse: "Eu briguei com uma pessoa. Fiquei com raiva e perguntei: 'A quem pertence isso?' E percebi que a garota estava com raiva, mas eu não estava, então simplesmente fui embora."

Adoro quando as crianças usam essas ferramentas, e essa é uma das razões pelas quais eu as deixo vir para as classes de Access Consciousness gratuitamente. Elas pegam as ferramentas instantaneamente e as usam imediatamente em todos os aspectos de suas vidas. Três meninas recentemente se aproximaram de mim e me perguntaram se poderiam ter uma classe para crianças, porque os adultos eram muito lentos e falavam sobre a mesma coisa o tempo todo e nunca seguiam adiante. Eu disse: "Sim, eu sei".

Corpos vencedores, corpos perdedores

Recentemente, conversei com uma mulher que me disse que queria um relacionamento. Perguntei: "Que tal fulano?"

Ela disse: "Ah, não, ele é um perdedor."

Mencionei outra pessoa e perguntei: "E quanto ao Beltrano?"
Ela respondeu: "Ele é um perdedor."
Perguntei: "E Ciclano?"
Ela disse: "Ah, sim, ele é um vencedor."

Enquanto eu a escutava, pensei: "Espere um minuto! As pessoas também fazem essa coisa de vencedor e perdedor com o próprio corpo." Elas chegam a conclusões sobre o que é um corpo vencedor. Elas se lembram de quando tinham um corpo vencedor e de quando não tinham. Elas decidem o que é um corpo perdedor. Elas decidem que tipos de corpo não contam. Digamos que você tenha nascido como uma menina em uma cultura que acredita que apenas os meninos são valiosos. O estilo de corpo (feminino) que você tem não contaria. Você funcionaria do ponto de vista de que seu corpo não conta.

Isso é um julgamento sobre se um corpo é vencedor ou perdedor, bem como se ele conta. "Eu não faria sexo com ele. Ele é um perdedor." "Eu faria sexo com ela. Ela é uma vencedora!" São julgamentos. Você é pego em julgamentos sobre vencedores ou perdedores e perde a capacidade de gerar ou criar algo que funcione para você. Digamos que alguém deseja seu corpo. Você se torna um vencedor ou um perdedor baseado em seu julgamento de que a pessoa que deseja você é um vencedor ou um perdedor. Que tal isso para se divertir? Seu julgamento da pessoa que você atrai se torna o fator determinante para saber se seu corpo é um vencedor ou um perdedor – porque somente se os vencedores desejarem você, seu corpo será um vencedor. E se os perdedores desejam seu corpo, então você e seu corpo são os perdedores.

Velho/Jovem

Muitos de nós temos o ponto de vista de que um corpo perdedor é um corpo que está envelhecendo. Seu ponto de vista é que seu corpo é um vencedor quando você é jovem e deixa de ser assim para se tornar um perdedor à medida que envelhece. Isso é muito engraçado, na verdade, porque quantos jovens gostam do próprio corpo? Pouquíssimos! Você gostava do seu corpo quando era jovem? Ou você já achava que era um perdedor? Agora, é claro, você olha para trás e diz: "Vinte! Foi quando eu tive um corpo vencedor!" Isso é um julgamento. Não se trata de ter um corpo vencedor ou perdedor.

Quando você encara a idade como uma proposta perdedora, começa a ver seu corpo não mais como um vencedor. Quando seu corpo não reage como antes, quando você começa a ter glaucoma ou precisa de óculos, você decide que tem um corpo que está começando a perder. Não se trata disso. Não se trata de ganhar ou perder. É sobre ter uma sensação de paz com seu corpo. Quando conseguir ter uma sensação de paz com seu corpo, poderá gerá-lo ou criá-lo da maneira que desejar.

Você tem que perceber que não há nada errado, não há nada certo, não há nada bom, não há nada ruim; existe apenas o que é. Quando você olha para o seu corpo, você se sente leve dentro dele? Você ama seu corpo como ele é? Ou você o julga? Você o faz se sentir pesado com tudo o que pensa sobre ele?

"Eu o amo do jeitinho que você é"

Você pode ter um corpo que deseja ser arredondado, firme e totalmente musculoso. Eu gostaria que você entendesse que algumas pessoas têm corpos que querem ser grandes. Eles querem ser pesados. Eles não desejam ser palitinhos. Nem todo corpo deve ser como o da Twiggy. E nem todo mundo adora corpos magros. Existem algumas pessoas que amam corpos grandes. Algumas pessoas gostam de bundas grandes. Outras pessoas gostam de seios pequenos. Há pessoas que gostam de bundas grandes com seios pequenos. Existe uma preferência por cada tipo de corpo. Sempre existe alguém que amará seu corpo, mas se você não o ama, a outra pessoa não conseguirá amá-lo.

Eu tinha uma amiga com um traseiro enorme e seios minúsculos. Ela tinha cabelos ralos e quase inexistentes, olhos azuis claros, sem cílios, além de sobrancelhas brancas como a neve. Ela não se parecia com nada na maior parte do tempo, exceto que amava tanto seu corpo que o rebolava para cima e para baixo, com seus seios pequenos pulando para um lado e sua bunda grande pulando para o outro. Ela se achava muito gostosa – e tinha homens bonitos caindo a seus pés o tempo todo. Por quê? Porque ela *amava* o próprio corpo! Você se recusou a amar o seu corpo do jeito que ele é? Há uma música de Billy Joel que se chama *I Love You Just the Way You Are*. Você deveria cantar essa música para o seu corpo.

Pare de julgar seu corpo. Ele é sua criação! Por que não vê-lo como o grande presente que você criou para si mesmo e para o resto do mundo olhar e brincar? Por que não ficar feliz com isso em vez de pensar que ele está errado? Agora mesmo – aproveite seu corpo. Pare de julgá-lo e pergunte-se: **"Que energia, espaço e consciência meu corpo e eu podemos ser que nos permitiria desfrutar um do outro totalmente, o tempo todo, com total facilidade?"**

E se você curtisse seu corpo do jeito que é?
E se você tivesse paz com o seu corpo?

CAPÍTULO
5

Realidades virtuais vibracionais (VVRs)

Espere um pouco. Não tenho que criar por meio
desta realidade para obter o que quero.
Posso criar minha própria realidade.

As pessoas costumam comentar comigo sobre o desejo de criarem um corpo diferente. A maior barreira para a obtenção disso é buscar uma maneira de tornar o próprio corpo "certo". Isso é algo que a maioria de nós já fez. Nós olhamos para a configuração do nosso corpo com base nas realidades virtuais vibracionais (VVRs) dessa realidade. As VVRs nos dizem como todo mundo pensa que nosso corpo (e tudo o mais em nossa vida) deve ser ou o que deve acontecer quando chegarmos a uma certa idade.

Por toda a sua vida, você escolheu VVRs e se olhou através dos olhos de todo mundo. Você não enxerga com seus próprios olhos. É como andar por aí olhando a vida de um ponto de vista que não tem nada a ver consigo. Pegue uma garrafa de Coca-Cola ou um copo d'água com fundo grosso e olhe através deles. Você consegue ver algo claramente? É assim quando você enxerga através de realidades virtuais vibracionais e tenta obter clareza sobre como criar seu corpo ou sua vida. Nada do que você vê é real ou verdadeiro.

Quando criança, você veio para essa realidade sem nenhum ponto de vista e observava todo mundo enxergando as coisas por meio de filtros, para descobrir onde estavam, o que deveriam fazer e como deveriam ser. Você pensava: "Ah! Entendi! Preciso olhar através dos olhos de todo mundo para descobrir o que funciona aqui." Logo, você estava olhando para si e para o mundo através do filtro verde ou azul, ou algum outro filtro que não tem nada a ver com enxergar como as coisas são. Você tem enxergado continuamente através de uma realidade que não era a sua para criar seu corpo. Entretanto, como ele poderia se tornar seu corpo quando você estava olhando para ele através dos julgamentos de todas as outras pessoas?

Aqui está um exemplo interessante de como criar seu corpo por meio das realidades virtuais vibracionais dessa realidade. Conversei com uma senhora da Argentina, que disse: "É tão estranho que as mulheres norte-americanas tenham TPM. Não temos TPM na Argentina. Ninguém conhece TPM. Ninguém sabe que você deveria ter algo assim."

Como isso funciona? Se você sabe que deveria ter TPM, você terá. Se ninguém ao seu redor tem, e você nunca ouviu falar, você não terá. Quantas coisas você comprou para ter certeza de que terá tudo o que deveria ter, incluindo TPM?

Se você aceita o padrão de outra pessoa, de que é errado seu corpo ser pesado, você está realmente vendo seu corpo – ou está vendo julgamentos sobre seu corpo? Você está criando seu corpo a partir dos julgamentos desta realidade virtual vibracional.

Você comprou o ponto de vista de que um corpo magro e musculoso é o que todo mundo deve ter? Você decidiu que é assim que seu corpo precisa ser? E você acreditou na ideia de todos os outros sobre como você deveria conseguir isso? Todas essas são realidades virtuais vibracionais.

Você diz coisas do tipo: "Quero ser magro como costumava ser!" Você era magro porque estava disposto a se permitir ser magro. Você ficou magro porque pensava que não queria crescer – então, quando decidiu que queria crescer, você cresceu como todo mundo. Você engordou um pouco. Se você é um homem com mais de 40 anos, não deveria ter um tanquinho; você deveria ter um barril. Se você é uma mulher com mais de 40 anos, sua bunda deve ficar mais gorda a cada ano. Compramos esses pontos de vista por qual razão?

CCCRs

CCCRs são a contribuição, o personagem, o figurino e o papel que você acredita que precisa assumir para funcionar nesta realidade. Digamos que você tenha um corpo feminino. Você pode olhar para os corpos femininos ao seu redor e dizer: "Ah, para ser uma mulher realmente boa, preciso ter seios grandes e quadril largo." Se o seu corpo não tem isso, você se julga errada. Se você tem um corpo masculino, pode olhar para os corpos masculinos ao seu redor e pensar que precisa construir seu corpo para ter músculos grandes. Essa é a contribuição, o personagem, o figurino e o papel que você assume. Basicamente, é uma fantasia. Seu corpo é, principalmente, o figurino que você usa todos os dias para que as pessoas saibam quem você é quando anda na rua.

Todas essas coisas – os seios grandes ou os músculos grandes – são conclusões a que chegamos com base nos julgamentos atuantes ao nosso redor. Nenhum deles é uma escolha real. Você assume essas coisas sem perguntar: "O que eu gostaria de ter como meu corpo?" Ou: "Corpo, como você gostaria de ser?" A maioria de nós não tem ideia do que realmente gostaria de escolher como nosso corpo. Decidimos como queremos que nosso corpo seja olhando revistas, TV ou filmes. Dizemos: "Esse é o corpo que eu gostaria de ter". Pode nem mesmo ser o corpo que realmente desejamos ter; pode ser que seja o que outros julgaram ser o corpo ideal.

Quando você funciona a partir das realidades virtuais vibracionais dessa realidade, você sempre procura o que é certo sobre as escolhas que as outras pessoas estão fazendo e a maneira como estão vivendo. Você acha que algo deve estar certo porque todo mundo está fazendo ou algo deve ser verdadeiro porque todo mundo está dizendo. As VVRs o levam a decisões como: "Meu corpo deve ser voluptuoso". Ou: "Meu corpo deve ser jovem". Você olha ao redor para ver se está criando algo que se pareça com o que todo mundo está criando. Você acha que é a maneira certa de fazer as coisas e de obter o seu espaço no mercado.

As mulheres já me disseram: "Quando eu tinha 30 anos, pensava: 'Se eu pudesse ser tão bonita quanto era quando tinha 15 anos'. Então, cheguei aos 45 e disse: 'Se ao menos eu pudesse ser tão bonita quanto era aos 30 anos!'" Elas olham suas fotos de quando tinham 15 anos e dizem: "Ah! Eu não estava tão mal quanto achava!" Você nunca percebe como se olha no presente. Você só se vê por meio de seus julgamentos. Você adota realidades virtuais vibracionais para criar uma imagem de quem você é no mundo, mas não isso funciona. Não é realmente o seu corpo que você vê, sente, percebe, conhece, é ou recebe. Você realmente parece muito melhor agora do que você pensa que está. A boa notícia é que, em 15 anos, você olhará para trás e verá como tem boa aparência agora!

Já observei diversas amigas que são um pouco pesadas e, quando finalmente encontram um cara que acham muito divertido e começam a se divertir muito, de repente, perdem sete centímetros de quadril em quatro dias. Como isso funciona? Já vi pessoas ganharem peso quando não comem nada. O que explica essas coisas? É porque olhamos para o nosso corpo através das lentes do julgamento. Quanto do que está acontecendo com seu corpo agora é um alinhamento e concordância com algum ponto de vista que foi perpetrado em você?

Vivemos de realidades virtuais vibracionais como se houvesse algo certo nelas. Achamos que são reais porque todos os outros se alinham e concordam com esses pontos de vista. Tudo o que está lá fora no mundo agora é baseado em uma ideia com que as pessoas se alinharam e concordaram. Quando você tiver um número suficiente de pessoas alinhadas e concordando com um ponto de vista, o que você vai criar? Você vai criar aquela coisa acontecendo, seja o que for! A maioria de nós passou nossas vidas dando energia a coisas em que não acreditamos. Pensamos que, se acreditarmos com força suficiente, o que esperamos que aconteça, eventualmente, acontecerá. Porém, não é assim que funciona.

Isso se aplica ao que chamamos de nossas limitações. Também se aplica à nossa crença de que temos que aprender coisas: "Eu tenho que aprender isso. Tenho que estudar aquilo. Tenho que saber tudo sobre isso. Se eu estudar bastante e por tempo suficiente, chegarei ao ponto em que posso fazer ou ser isso." E, no entanto, existem pessoas que são chamadas de sábios idiotas. Elas instantaneamente pegam as coisas e as fazem. Como elas conseguem fazer isso – e nós não? Meu ponto de vista é que somos limitados por realidades virtuais vibracionais e essas pessoas não são.

Gerando a partir de total consciência

Se as realidades virtuais vibracionais fossem baseadas no que é verdadeiro, então tudo o que você tentou fazer não funcionaria instantaneamente? E funcionou? Meu palpite é que você provavelmente dirá: "Bem, não, não funcionou." Isso porque, nessa realidade, criamos tudo única e exclusivamente por meio de VVRs. Achamos que temos que passar por essa realidade para encontrar nossa realidade ou encontrar a resposta certa, a fim de ter clareza sobre o que é apropriado, ou o que é certo, ou como fazer as coisas funcionarem.

Se você está sujeito às regras e regulamentos das realidades virtuais vibracionais dessa realidade, você pode ser a mágica que poderia ser com um corpo? Não. Se você priorizou não estar com seu corpo, não desfrutar da encarnação, não ter toda a consciência de como é estar encarnado, então não pode ter a magia que está disponível quando realmente está sendo você. E se viver com seu corpo fosse um nível de magia que só pode existir se você estiver disposto a ser essa magia? Isso significaria que você poderia mudar algo – ou não? Isso significa que você poderia mudar qualquer coisa.

Então, o que é real?

Se tudo à sua frente é uma realidade virtual vibracional, então o que é real? O que é real é a sua capacidade de perceber, saber, ser e receber infinitamente. Gerar a partir da consciência total é diferente de criar por meio de realidades virtuais vibracionais. E se você pudesse sair da realidade virtual vibracional e apenas ser diferente? E se você pudesse simplesmente fazer as coisas funcionarem com base em sua própria consciência e sua própria escolha? Essa é a ideia!

Mexendo a panela

Quando trabalho com pessoas, gosto de mexer a panela. Se eu mexê-la, não será possível queimar o fundo da panela e teremos uma sopa muito doce chamada VOCÊ. Gosto de fazer essas coisas com humor, porque não fica tão conflituoso. Tudo fica mais difícil quando você fala sério. A vida é muito mais fácil quando você está feliz e rindo. Eu não quero que ninguém me leve a sério, porque eu fico muito mais realizado quando as pessoas pensam que sou engraçado. Eu não bato de frente com elas por causa dos problema que têm, porque se eu as confrontasse, elas lutariam para manter o ponto de vista delas como o certo. Se consigo fazer isso com um pouco de sarcasmo gentil e um pouco de humor, às vezes posso fazer as coisas escorregarem além do limite. É como adicionar um pouco de tempero à receita, em vez de inundar a sopa com sal ou pimenta.

A maior quantidade de carga em torno de um problema é liberada com risos e não com lágrimas. Eu vejo as pessoas chorando o tempo todo: "Buááááááá! É tão triste". Então, cinco minutos depois, elas estão falando sobre o problema novamente e após outros dez minutos, estão chorando novamente.

Eu digo: "Um momento! Você não queria se livrar disso?"

Elas dizem: "Sim. Quero me livrar disso. Tire isso de mim!"

Eu digo: "Ok, vou tirar isso daí!"

Elas dizem: "Não, você não consegue!"

Eu digo: "O que você quer dizer com isso?"

Elas dizem: "Você não consegue tirar isso porque, se o fizesse, eu não saberia como ser quem sou! Não haveria mais nada de mim."

Eu pergunto: "Então, o que o faz pensar que você não saberia quem é?"

O problema é que você se define da maneira como as outras pessoas se definem. Elas definem a própria sensibilidade com base em quanto trauma emocional elas têm. Elas definem a própria consciência com base no quanto podem pensar sobre as coisas. Elas definem a própria realidade física com base em todas as coisas que estão fazendo para serem bem sucedidas. Fazer se torna a fonte do ser. Alguma coisa disso é realmente ser? Isso é realmente consciência? Isso é realmente necessário? Não!

O que aconteceria se você começasse a ter consciência? Não sobraria nada do trauma, drama, chateação e intriga que definiu como o que você é. Quando percebe, sabe, é e recebe tudo infinitamente, você pode mudar em um piscar de olhos – mas, em vez disso, nos prendemos a julgamentos, VVRs e outros pontos de vista como se essa fosse a maneira de nos criarmos. E se você pudesse liberar essas coisas? Quanta liberdade você teria? Bem, a boa notícia é que você pode liberá-los. Existe um processo aclarador que usamos em Access Consciousness para destruir e descriar o julgamento, VVRs e outros bloqueios e limitações.

O processo aclarador

Funciona assim: a base do universo é energia. Cada partícula no universo tem energia e consciência. Não existe energia boa ou energia ruim; há apenas energia. (É apenas o seu julgamento que torna tudo bom ou ruim.) A energia está presente, mutável e passível de alteração mediante solicitação. É a substância pela qual ocorre a transformação. Tudo que você diz, tudo que você pensa e tudo que você faz gera o que ocorre em sua vida. O que quer que seja, ao escolher, você coloca a energia do universo, a energia da consciência em ação – e isso aparece como sua vida. É assim que sua vida se parece neste exato momento.

Ponto de criação, ponto de destruição

Cada limitação que temos foi criada por nós em algum lugar ao longo de todo o tempo, espaço, dimensões e realidades. Envolvia fazer um julgamento, tomar uma decisão ou assumir um ponto de vista. Como e por que ele foi criado não importa, assim como qualquer outra parte de sua história. Precisamos apenas saber que foi criado. Chamamos isso de ponto de criação (POC). O ponto de criação inclui energeticamente os pensamentos, sentimentos e emoções imediatamente anteriores à decisão, julgamento ou ponto de vista que adotamos.

Também existe um ponto de destruição. O ponto de destruição (POD) é o ponto em que destruímos nosso ser ao tomar uma decisão ou posição que se baseou em um ponto de vista limitado. Nós literalmente nos colocamos em um universo destrutivo. O ponto de destruição, assim como o ponto de criação, inclui energeticamente os pensamentos, sentimentos e emoções imediatamente anteriores à decisão destrutiva.

Quando você faz uma pergunta sobre um bloqueio ou limitação, invoca a energia que o prendeu a ele. Você pode então destruir e descriar o bloqueio ou limitação (bem como os pensamentos, sentimentos e emoções conectados a ele) com o enunciado aclarador de Access. O enunciado aclarador permite que você se desfaça energeticamente dessas coisas para, então, ter uma escolha diferente.

O enunciado aclarador

Essas são as palavras que compõem o enunciado aclarador:

Tudo que isso é, vezes um deusilhão, destrua e descrie. Certo e errado, bom e mau, POD e POC, todas as 9, curtos, garotos e aléns.

Você não precisa entender o enunciado aclarador para que funcione, mas se quiser saber mais sobre isso, há mais informações no glossário.

Com o enunciado aclarador não estou lhe dando respostas ou tentando fazer com que você mude de ideia. Eu sei que isso não funciona. Você é o único que pode desbloquear os pontos de vista que o prendem. O que estou oferecendo aqui é uma ferramenta que você pode usar para mudar a energia dos pontos de vista que o prendem a situações imutáveis.

Para usar o enunciado aclarador, faça uma pergunta destinada a trazer à tona a energia do que o estagnou, incluindo toda a porcaria criada por cima de tudo ou escondida atrás dela, então diga ou leia o enunciado aclarador para liberar a limitação e alterá-la. Quanto mais você faz o enunciado aclarador, mais ele se aprofunda e mais camadas e níveis ele pode desbloquear para você.

Como o processo aclarador funciona?

Fazer uma pergunta traz energia à tona, da qual você ficará ciente. Vamos usar a seguinte pergunta:

Que atualização física da doença terminal e eterna da criação de corpos apenas e somente por meio das realidades virtuais vibracionais dessa realidade você tem, que mantém e condiciona o que você não consegue mudar, escolher e instituir como um corpo totalmente diferente?

Não é necessário procurar uma resposta para esta pergunta. Na verdade, a resposta pode não vir em palavras. Ela pode chegar a você como uma energia. Você pode nem saber cognitivamente qual é a resposta para a pergunta. Não importa como a consciência chega a você. Basta fazer a pergunta e, em seguida, limpar a energia com o enunciado aclarador de Access:

Tudo que isso é, vezes um deusilhão, você vai destruir e descriar?
(Diga sim aqui, mas somente se você verdadeiramente deseja isso.)
Certo e errado, bom e mau, POD e POC, todas as 9, curtos, garotos
e aléns.

O enunciado aclarador pode parecer absurdamente prolixo. Ele é projetado para causar um curto-circuito em sua mente, para que você possa ver as opções disponíveis. Se você pudesse resolver tudo com sua mente lógica, já teria tudo o que deseja. O que quer que esteja impedindo você de ter o que deseja não é lógico. São os pontos de vista insanos que desejamos destruir. O enunciado aclarador é projetado para fritar todos os pontos de vista que você tem, para que possa começar a funcionar a partir de sua consciência e de seu conhecimento. Você é um ser infinito e você, como ser infinito, pode perceber tudo, saber tudo, ser tudo e receber tudo. Apenas seus pontos de vista criam as limitações que impedem isso.

Não torne isso significante. Você está apenas limpando a energia e quaisquer pontos de vista, limitações ou julgamentos que criou. Você pode usar o enunciado aclarador completo, do jeito que lhe passei, ou pode apenas dizer: "POD e POC em todas as coisas que li no livro." Experimente. Isso pode mudar seu relacionamento com seu corpo – e com tudo mais em sua vida. Lembre-se: é sobre a energia. Vá com a energia disso. Você não pode tornar isso errado. Você pode descobrir que tem uma maneira diferente de funcionar como resultado do uso do enunciado aclarador.

Somente o que você torna real é o que pode controlá-lo ou possui-lo.

* * *

Alguns processos extras que você pode fazer

Tudo que você fez para se tornar vibracionalmente sintonizado com tudo que está criando o corpo que você tem atualmente você vai destruir e descriar? Certo e errado, bom e mau, POD e POC, todas as 9, curtos, garotos e aléns.

Que atualização física da doença terminal e eterna da criação de corpos apenas e somente por meio das realidades virtuais vibracionais desta realidade você tem que mantém e condiciona o que você não consegue mudar, escolher e instituir como um corpo totalmente diferente? Tudo que isso é, vezes um deusilhão, você vai destruir e descriar? Certo e errado, bom e mau, POD e POC, todas as 9, curtos, garotos e aléns.

Que atualização física da doença terminal e eterna da criação de músculo apenas e somente por meio das realidades virtuais vibracionais desta realidade você tem que mantém e condiciona o que você não consegue mudar, escolher e instituir como um corpo magro e forte? Tudo que isso é, vezes um deusilhão, você vai destruir e descriar? Certo e errado, bom e mau, POD e POC, todas as 9, curtos, garotos e aléns.

Que atualização física da doença terminal e eterna de CCCRs para desenvolver músculos você tem que mantém e condiciona tudo o que você não consegue mudar ou alterar no e como o seu corpo e sua vida? Tudo que isso é, vezes um deusilhão, você vai destruir e descriar? Certo e errado, bom e mau, POD e POC, todas as 9, curtos, garotos e aléns.

Que atualização física da doença terminal e eterna da criação da realidade apenas e somente por meio das realidades virtuais vibracionais desta realidade você tem que mantém e condiciona o que você não consegue mudar, escolher e instituir como uma realidade própria totalmente diferente? Tudo que isso é, vezes um deusilhão, você vai destruir e descriar? Certo e errado, bom e mau, POD e POC, todas as 9, curtos, garotos e aléns.

Que atualização física da doença terminal e eterna da criação de sua realidade sexual apenas e somente por meio das realidades virtuais vibracionais desta realidade você tem que mantém e condiciona o que você não consegue mudar, escolher e instituir como uma realidade sexual totalmente diferente? Tudo que isso é, vezes um deusilhão, você vai destruir e descriar? Certo e errado, bom e mau, POD e POC, todas as 9, curtos, garotos e aléns.

Que atualização física da doença terminal e eterna da criação de dinheiro apenas e somente por meio das realidades virtuais vibracionais desta realidade você tem que mantém e condiciona o que você não consegue mudar, escolher e instituir como uma realidade financeira totalmente diferente? Tudo que isso é, vezes um deusilhão, você vai destruir e descriar? Certo e errado, bom e mau, POD e POC, todas as 9, curtos, garotos e aléns.

Observação: você pode fazer os processos conforme são fornecidos ao longo do livro, usando as palavras você e seu – e respondendo "sim" à pergunta: "Você vai destruir e descriar tudo isso?" Ou, se preferir, você pode alterar o texto para que você se dirija às perguntas usando eu e meu – e então simplesmente diga "destruo e descrio". Ambas as maneiras funcionam.

CAPÍTULO
6

Criando algo diferente com seu corpo

Independentemente de qualquer coisa, esse corpo é minha criação!
Agora, sou feliz com essa criação ou gostaria de criar algo diferente?

Ao longo da minha vida, sempre quis parecer o Incrível Hulk.
Eu queria músculos grandes e bem definidos – muitos músculos
–, mas nunca consegui fazer isso acontecer. Eu ia à academia para
malhar, mas nunca conseguia desenvolver músculos grandes. Em
vez disso, ficava magro e esguio. Isso era muito chato, já que eu
tinha uma ideia fixa de como queria parecer. A questão é que
esse era o padrão de outra pessoa. Não era meu e, certamente,
não era o do meu corpo.

Então, quando eu tinha cerca de 60 anos, cheguei ao ponto
em que estava usando calças tamanho 48 – e aumentando. Eu
estava prestes a me tornar um endomorfo, um homenzinho gordo,
e não estava feliz com isso. Olhei para mim mesmo e disse: "Isso
não é aceitável. Eu não estou interessado nisso. Isso não funciona
para mim!".

Finalmente, perguntei ao meu corpo que aparência ele gostaria
de ter. Um dia, cerca de seis meses depois, eu estava assistindo

à TV e vi um cara que tinha um corpo longo e esguio, com músculos bem definidos. Era o corpo de um nadador. Meu corpo disse: "É isso! É essa a aparência que quero ter!" Ele queria ser um ectomorfo; um cara magro e esguio. Eu disse: "É assim que você quer ser"? Não podemos ter essa aparência! Temos mais de 60 anos e nossos quadris são muito grandes (porque todo mundo sabe que quando você tem mais de 60 anos, seus quadris devem se espalhar e coisas acontecem que o impedem de se mover corretamente).

Então, eu disse: "Bem, ok, se você quer ter essa aparência, farei o que se requer para que isso aconteça."

Cerca de uma semana depois, Dain disse: "Vamos à praia e brincar de *Frisbee*."

Eu disse: "Tudo bem" – e dirigimos até a praia.

Estávamos correndo na areia e, de repente, meus quadris fizeram "créqui-créqui-créqui" e, de uma hora para outra, ficaram cinco centímetros mais magros. Eu tinha que estar disposto a abandonar meu ponto de vista fixo de que por ter 60 anos, não poderia permitir que isso ocorresse. Você tem que abandonar qualquer ponto de vista que tenha e que esteja criando um conflito entre você e seu corpo.

Independentemente do tamanho do seu corpo, seja qual for a forma que ele tenha, se você perguntar como ele quer ser e depois trabalhar com ele, ele se criará de uma maneira diferente. Entretanto, nós não fazemos isso. Decidimos como queremos que nosso corpo se pareça e, então, impomos essa imagem a ele. Tomamos uma decisão e julgamos como deve ser. E se não for essa a aparência que nosso corpo quer ter?

Não se trata do corpo que *você* gostaria de ter, porque o corpo que você gostaria de ter é baseado em julgamentos que, geralmente, são criados pelos pontos de vista de outras pessoas sobre como ele deve ser. Seu corpo sabe como quer aparentar. Ele tem seu próprio ponto de vista. Você já perguntou para ele ou lhe deu uma escolha? Para a maioria de nós, a resposta é não. Você tem que perguntar ao corpo!

- Corpo, que aparência você gostaria de ter?
- Corpo, como você gostaria de se sentir?
- Corpo, o que você gostaria de vestir?
- Como você gostaria de funcionar?

Se o seu corpo deseja se parecer com algo que você considera improvável, digamos que ele queira ser esguio e magro e, atualmente, não é assim, ou digamos que ele queira ser como o corpo que você tinha há 10 anos, então você deve perguntar:

- O que se requer para criar um corpo assim?
- O que teríamos que ser, fazer, ter, criar ou gerar para gerar nosso corpo mais parecido com isso?

Você criou seu corpo

Você está disposto a reconhecer que criou seu corpo exatamente como ele é? E que é uma criação brilhante? Ou você o julga como errado? Cada um de nós tem um corpo que é lindo de maneiras que não queremos conhecer. Não estamos dispostos a ter a beleza dele. A única coisa que estamos sempre dispostos a ter é o que há de errado em nosso corpo. Reconhecemos o que há de errado com a aparência de nosso corpo, o peso ou falta de energia. Tornamos esses erros reais, importantes e verdadeiros para nós. Estamos dispostos a reconhecer o que está errado em tudo o que fazemos e tudo o que somos. Estamos até mesmo dispostos a reconhecer o erro da beleza do nosso corpo. Entretanto, não estamos dispostos a reconhecer a grandeza do nosso corpo.

Você tem que entender que criou a encarnação. A encarnação não é apenas a sua forma física; é toda essa realidade. Tudo o que você vivencia nessa realidade é parte do que você criou. Depois de reconhecer isso, você pode perguntar: **"Isso é algo que eu quero continuar criando?"**

Seu corpo pode não ser tudo o que você gostaria que ele fosse agora, mas você o criou. Então, em algum lugar, isso está certo. Não está errado. Escolha sentir-se grato por seu corpo exatamente como você o criou e continue sendo grato até ter a paz, o relaxamento e a calma que você e seu corpo verdadeiramente desejam.

Quando diz: "Eu não gosto do meu corpo, não gosto da aparência dele", você está invalidando o que criou. Você está julgando sua criação. Não julgue suas criações. Não invalide o seu corpo. Não o compare com outros corpos. Cada vez que você olha para o seu corpo e começa a julgá-lo, pare imediatamente e pergunte: **"O que há de brilhante nessa criação?"**

Tudo o que você fez para tornar seu corpo errado, quando na realidade ele está certo, pois se criou justamente do jeito que você pediu, tudo o que isso é, vezes um deusilhão, você vai destruir e descriar? Certo e errado, bom e mau, POD e POC, todas as 9, curtos, garotos e aléns.

Criando algo diferente

Para criar algo totalmente diferente com o seu corpo, você deve reconhecer que o criou em primeiro lugar. Até que você reconheça que é o criador, nada pode mudar. Isso não se aplica apenas ao seu corpo; também vale para seu dinheiro, trabalho, relacionamentos e tudo mais em sua vida. Saia do lugar onde você tem a sensação de que não criou algo (seu corpo ou qualquer outra coisa) e vá para o lugar onde você percebe que o criou. Se você não reconhece que o criou, não pode alterá-lo. Mesmo que não possa sair do julgamento, você pode, pelo menos, reconhecer que o criou: "Veja isso que eu criei. Uau, se eu posso criar algo tão ruim, imagine o que poderia criar se eu fosse em uma direção diferente!"

Quantos pontos de vista você está usando para criar o corpo com o qual não está feliz? Opa! Tudo o que isso é, vezes um deusilhão, você vai destruir e descriar? Certo e errado, bom e mau, POD e POC, todas as 9, curtos, garotos e aléns.

Alguém me disse: "Parece que se requer muita coragem para ser tão diferente a ponto de não mais pegar para si qualquer julgamento".

Respondi: "Não tem muito a ver com ter coragem; o que se requer é a disposição para reconhecer que você cria tudo. Tudo que pensa, tudo que tem a ver com ser, tudo que faz é criação sua. O que quer que aconteça em sua vida, foi você quem criou."

A mudança pode ocorrer quando você para de acreditar que não criou sua vida e chega a um ponto em que percebe: "Eu a criei. Não importa o que aconteça, essa é minha criação! Agora, estou feliz com esta criação – ou eu gostaria de ter algo diferente?" Quando você começa a se apropriar disso, passa a ter o que é realmente possível em sua vida. Você começa a ser capaz de criar mudanças nos lugares que deseja criar. É assim: "Ok, eu criei. Então, o que eu gostaria de criar agora?" E não: "O que há de errado comigo que eu não consigo criar isso?"

Eu crio tudo.
Tudo que penso, tudo que sou, é criação minha.
O que quer que aconteça em minha vida, eu criei.

Você não precisa saber como ou o porquê

A única razão pela qual você não consegue transformar seu corpo em algo diferente é porque você o criou e, então, comprou a mentira de que não o criou. Você pode começar a escolher de forma diferente sendo grato pelo que fez e vendo o brilho de sua criação. Sentir gratidão leva à paz, relaxamento e calma. Essa é a chave. É: "Uau, estou tão feliz por ter criado este corpo!" Você pode até ser grato pela dor ou desconforto em seu corpo. "Uau, eu criei essa dor. Quanto eu sou legal? Foi uma boa escolha? Não, não foi. Ok, e agora? O que eu quero criar agora?"

Frequentemente, quando converso com as pessoas sobre como mudar o próprio corpo, elas querem ver como ou o porquê do corpo que possuem atualmente. Eu digo a elas: "Você não precisa saber como ou o porquê. É que você continua escolhendo o que tem por algum motivo do qual não se lembra. Não se preocupe em tentar descobrir por que você o criou dessa maneira. Apenas reconheça que você fez isso."

Aqui está um exemplo. Minha mesa costumava ficar coberta por altas pilhas de papel. Não dava para enxergar a mesa por causa de toda a papelada que estava nela. Eu odiava o fato de que eu não os arquivaria e não conseguiria fazer nada com aquilo. Um dia, finalmente, disse: "Espere um minuto! Não posso odiar isso! Obviamente, adoro isso – porque continuo criando! Eu amo criar essa bagunça. Adoro criar pilhas de papel. Adoro ter todas essas coisas em cima da minha mesa. Agora, o que eu gostaria de mudar? Ou quero fazer algo diferente? Eu quero mudar isso?"

Isso é o que você também tem que fazer. Não é: "Eu o criei e agora tenho que descobrir por que o criei, ou então não posso cancelar a criação. Eu tenho que saber como ou por que faço isso, porque se eu não sei como ou por que, então não posso desfazer." Isso é uma mentira que você está comprando!

O verdadeiro *porque* da vida é simplesmente *que* você criou isso. Essa é a única coisa que você precisa saber. "Eu fiz isso e, se eu criei isso, o que mais posso criar?" Você simplesmente escolhe novamente. Não é: "Sou pesado porque estou me protegendo. Estou pesado porque como muito. A razão pela qual sou pesado é porque tenho um metabolismo ruim." Nenhum desses motivos é o motivo pelo qual você criou o peso. Você o criou porque era uma ideia brilhante naquela época. Os tempos mudaram e pode não ser mais uma ideia brilhante.

Você é o agente de mudança para seu corpo

Você pode acreditar que a mudança pode acontecer, mas pensa que não pode ocorrer a menos que você faça a coisa "certa". Você pode pensar que mudar seu corpo é mexê-lo da maneira certa, comer os alimentos certos ou fazer alguma outra coisa certa, mas isso não é a fonte da mudança. Você é a fonte de mudança para o seu corpo! Você é o agente de mudança do seu corpo.

Você é a potência e o catalisador que muda tudo e qualquer coisa. Tudo o que você precisa fazer é mudar seu ponto de vista. Você não precisa mudar sua dieta. Você não precisa trocar de roupa. Você nem mesmo precisa trocar a roupa íntima. Você apenas tem que mudar seu ponto de vista! Seus pontos de vista são as ceroulas que você tem usado nos últimos dois bilhões de anos e elas estão meio malcheirosas agora. Você poderia pelo menos tirá-las e lavá-las antes de vesti-las novamente.

Exercício vs. movimento

Se você está tentando ter um corpo mais magro e musculoso, então precisa de disposição para fazer o que seu corpo quiser. Quando pergunto ao meu corpo o que ele quer fazer e ele diz: "Vá fazer ____", eu faço isso e, de repente, tudo no meu corpo parece ter uma aparência melhor. Por que tudo fica com uma aparência melhor no meu corpo? Porque eu fiz o que meu corpo me disse para fazer!

Ao olhar através das realidades virtuais vibracionais dessa realidade, tudo o que ouve é: "Você tem que malhar, tem que levantar pesos, tem que fazer isso e aquilo. Você não pode fazer isso. Você não pode fazer aquilo." Já ouvi pessoas dizerem: "Você não pode desenvolver músculos em vinte minutos", mas tive a experiência de fazer o processo MTVSS de Access Consciousness enquanto fazia exercícios – e desenvolvi músculos em vinte minutos, então isso não deve estar certo. Deve haver alguma mentira que estamos comprando com as VVRs dessa realidade que mantém e condiciona o que não podemos mudar, escolher e instituir como um corpo magro e robusto.

Pergunte ao seu corpo o que ele quer fazer. O corpo gosta de se mexer, mas não gosta de se exercitar, porque ouve "ex-or-cizar", o que significa que você vai tirar o ser do corpo e ele não quer que o ser saia. O corpo gosta do ser. Quando você tenta fazer seu corpo se exercitar, você está indo contra seu ponto de vista básico – e quando você tenta torná-lo sedentário, também está indo contra o ponto de vista básico que ele tem. Corpos gostam de se mexer; não gostam de ficar parados.

Há muita diversão no movimento. Que tipo de movimento é divertido para você e seu corpo? Para algumas pessoas, dançar é divertido; para outras pessoas, caminhar é divertido; para outros, andar a cavalo é divertido. Porque o corpo gosta de movimento, você precisa perguntar: "Corpo, que movimento você gostaria de fazer hoje?" Ele pode querer dançar, correr ou fazer uma massagem. Isso é exercício? Não, mas é movimento.

Eu costumava ir à academia e, finalmente, cheguei ao ponto em que não conseguia mais frequentá-la. Para mim, era difícil ouvir os corpos gritando: "Por favor, faça essa pessoa parar!" Observei pessoas com corpos perfeitos se exercitando como loucas na frente do espelho, dizendo: "Tenho que fazer mais! Eu tenho que fazer mais!" – e seus corpos gritavam: "Basta! Já deu para mim. Eu não aguento mais! Isso dói!" As pessoas estavam machucando seus corpos porque haviam assumido o ponto de vista de que "sem dor não se tem resultado", em vez de perguntar: "Corpo, do que você precisa?".

Essas pessoas tinham um corpo bonito, mas julgavam cada centímetro dele como errado. Elas estavam realmente olhando para o próprio corpo? Não, elas estavam olhando para o que julgavam no próprio corpo. É uma insanidade maníaca.

Após aprender a fazer perguntas ao meu corpo, eu ia à academia e perguntava: Ok, corpo, em qual aparelho você quer se exercitar?

Meu corpo dizia: "Aquele ali." Eu dizia: "Aquele ali está quebrado."

E meu corpo dizia: "Pois é, exatamente."

Eu perguntava ao meu corpo o que ele queria fazer e é isso o que eu fazia. E eu obtinha resultados melhores em vinte minutos fazendo o que meu corpo quisesse do que em uma hora e meia me exercitando da maneira convencional. Não é assim que você deve se exercitar na academia, mas é o que meu corpo queria – e foi isso que funcionou para nós.

Que atualização física da doença terminal, eterna e infecciosa de nunca encarnar totalmente a mudança que você verdadeiramente pode ser você tem, que mantém e condiciona o que você não pode mudar, escolher e instituir como o seu corpo? Tudo que isso é, vezes um deusilhão, você vai destruir e descriar? Certo e errado, bom e mau, POD e POC, todas as 9, curtos, garotos e aléns.

Não se trata do que funcionou no passado

Às vezes, quando as pessoas querem mudar algo em sua vida ou em seu corpo, são levadas a usar o que funcionou para elas no passado. Elas dizem coisas como: "Sempre funcionou para mim comer bem". Ou: "Sempre funcionou para mim". Isso é chamado de fazer referência ao passado. Olhamos para algo que fizemos no passado que parecia funcionar e pensamos: "Ah, isso é o que eu deveria fazer." Não! Isso funcionou *anteriormente*, veja o que vai funcionar agora.

O que está diferente agora que você não está reconhecendo? Digamos que se sentiu impotente quando criança e, portanto, tinha um corpo pequeno e esguio. Você decidiu que queria crescer e ser grande e poderoso? Você já ficou grande o suficiente para ser poderoso? Ou você ainda acha que é insignificante de alguma forma – e é isso que está criando o corpo com o qual você não está feliz? Você ainda acha que não tem poder para criar um corpo? Em vez de parecer ser o que você era no passado, como seria se simplesmente ficasse feliz com sua criação e pedisse para ela se criar como algo diferente?

Tudo o que você decidiu no passado como a criação do seu corpo, você agora vai destruir e descriar tudo, por favor? Certo e errado, bom e mau, POD e POC, todas as 9, curtos, garotos e aléns.

Por favor, curta o seu corpinho. Eu curto o seu corpo sempre que
tenho a chance de vê-lo.
Adoro o fato de que cada um de vocês tem um tamanho e uma forma
diferente, e que cada um de vocês é diferente.
E vocês também deveriam fazer isso.

* * *

Processos adicionais que você pode fazer

Quantas mentiras você trancou na realidade sobre o seu corpo que
o estão criando exatamente da maneira que não deveria ser, não
seria e não escolheria ser se você o deixasse ser o que ele gostaria
de ser? Tudo que isso é, vezes um deusilhão, você vai destruir e
descriar? Certo e errado, bom e mau, POD e POC, todas as 9,
curtos, garotos e aléns.

Você decidiu que não pode mudar seu corpo? Você concluiu que não
pode mudar porque você tem mais de 30 ou mais de 40 – e que a
partir de agora tudo irá ladeira abaixo? Você tomou uma decisão,
julgou, computou ou concluiu que nunca será capaz de mudar seu
corpo? Tudo que isso é, vezes um deusilhão, você vai destruir e
descriar? Certo e errado, bom e mau, POD e POC, todas as 9,
curtos, garotos e aléns.

Que energia você pode ser que está se recusando a ser? Tudo o que
não permite que isso apareça vezes um deusilhão você vai destruir
e descriar? Certo e errado, bom e mau, POD e POC, todas as 9,
curtos, garotos e aléns.

Que energia você e seu corpo podem ser? Tudo o que não permite que isso apareça vezes um deusilhão, você vai destruir e descriar? Certo e errado, bom e mau, POD e POC, todas as 9, curtos, garotos e aléns.

Que energia, espaço e consciência você e seu corpo podem ser que o permitiria ser e ter a aparência exatamente como você gostaria de ser e aparentar? Tudo o que não permite que isso apareça vezes um deusilhão, você vai destruir e descriar tudo? Certo e errado, bom e mau, POD e POC, todas as 9, curtos, garotos e aléns.

CAPÍTULO
7

Comida e comer

Quem precisa de comida – você ou seu corpo?
A verdade é que nenhum dos dois precisa de comida.

Às vezes, as pessoas me dizem que precisam estar mais atentas às coisas; por exemplo, elas dizem: "Preciso ficar mais atento quando trabalho com cavalos", ou "preciso estar mais atento ao meu corpo".

Eu digo: "Você não precisa ficar atento; você apenas tem que ficar energeticamente conectado." Tentar ficar atento significa que você tem que pensar sobre isso, tem que entender, tem que prestar atenção nisso. É muito diferente de estar ciente da energia. Quando começa a ter mais consciência da energia com cavalos, cães e gatos, com seu corpo e com outras pessoas também, você acessa um nível de comunicação que é muito maior do que qualquer tipo de comunicação verbal. Seus ouvidos só ouvem as limitações. Sua consciência ouve as possibilidades.

Recentemente, estávamos fazendo uma clínica de *Cavalo consciente, cavaleiro consciente*. Um dos cavalos com que estávamos trabalhando não parava de fugir de seu dono. Eu estava do outro lado do pasto e disse energicamente: "Pare". Ele olhou para mim e disse: "Ah!" – e travou. Ele ficou lá até que caminhei até ele e coloquei um cabresto nele.

O dono do cavalo disse: "Como você fez isso? Ele sempre foge de mim."

Eu disse: "Eu coloquei energia, que permitiu ao cavalo saber que ele era meu, que não lhe é permitido fazer algo que eu não quero que ele faça."

Os cavalos se comunicam telepaticamente. Assim como as pessoas e os corpos também. Tentamos não fazer comunicação telepática; em vez disso, falamos pelos cotovelos, como se as pessoas fossem nos entender. Supere isso. As pessoas não vão entender todo o seu falatório. Com que frequência você simplesmente sabe de algo e sempre dá certo? Com que frequência você tenta explicar algo a alguém e a pessoa diz: "Não entendo, do que você está falando?"

A realidade é que cada molécula do mundo se comunica conosco. Se nos comunicássemos molecularmente com todas as coisas (incluindo nosso corpo) e nos permitíssemos ficar cientes disso, receberíamos as informações que eles nos fornecem e não precisaríamos fazer 90% das coisas que fazemos – incluindo a maneira como comemos.

Comida

É muito divertido ir a grandes lojas como Costco ou Walmart e comprar grandes quantidades de comida. As pessoas enchem dois carrinhos de mantimentos e saem gingando do lugar. Você está gingando se tiver dois carrinhos de comida – porque está tentando comer tudo isso para não desperdiçar o dinheiro que gastou.

Quem precisa de comida – você ou seu corpo? A verdade é que nenhum dos dois precisa de comida. Isso é um ponto de vista interessante, não é? E se você não precisasse de comida nenhuma? E se comer fosse apenas uma escolha?

Corpos querem energia; eles não querem comida, e as pessoas pensam que a comida vai dar ao corpo a energia que ele deseja. Porém, a comida não lhe dá energia. Na verdade, ela o deixa com sono, faz com que você queira dormir. Você já percebeu que come e depois quer tirar uma soneca? A digestão dos alimentos usa toda a energia do seu corpo. Grandes quantidades de comida eliminam sua capacidade de gerar e criar e o colocam em um lugar onde você precisa dormir para ter uma sensação de conexão com seu corpo. No sul da Europa, por exemplo, tudo fecha depois do almoço por várias horas. Se você aparecer em um restaurante na Itália depois das duas da tarde, não encontrará nada para comer. Eles estão fechados. Todos estão tirando uma soneca, porque fizeram uma grande refeição no almoço.

A realidade é que a comida deve ser como uma dose homeopática de remédio para liberar energia em seu corpo. Pequenas quantidades de comida podem fornecer a energia de que seu corpo precisa. Grandes quantidades de alimentos requerem mais energia para serem digeridas do que você recebe ao comê-los.

Você realmente precisa comer?

A mitocôndria em nossas células é a produtora de energia. Ela converte energia em formas que são utilizáveis pela célula. Cada pessoa tem energia suficiente nas mitocôndrias de suas células para abastecer uma cidade do tamanho de Chicago por três meses. Se você tem esse tipo de energia em seu corpo, o que o faz pensar que precisa comer para obter energia?

Você realmente precisa comer? Ou esse é um ponto de vista que adotou? Antes de sua próxima refeição, pergunte a seu corpo se ele gostaria de comer. Se ele não quiser comer, pergunte se quer beber algo. Talvez ele queira dar um passeio?

Se o corpo quiser comer, pergunte-lhe o que gostaria de comer e sirva-se. Coma as três primeiras garfadas de cada coisa em seu prato com total consciência. Isso significa não falar com as pessoas com quem você está comendo. Saboreie cada pedaço ao colocá-lo na boca e experimente como ele reage a cada papila gustativa nos diferentes locais da sua língua. Cada papila gustativa atua em um nível diferente de sensação, dependendo do que está no item que você está comendo. Permita-se observar onde as diferentes papilas gustativas se ativam de acordo com os sabores doce, azedo e os diferentes, para que a comida se torne uma experiência sensorial, não uma experiência gratificante.

Depois de comer as três primeiras garfadas de cada coisa em seu prato, continue a comer bem devagar. No momento em que sua comida começar a ter gosto de papelão, pare de comer. Quantas garfadas serão? Cerca de nove. Seu corpo está lhe dizendo que isso é tudo de que precisa para abrir as portas a grandes quantidades de energia para você. Todo o resto é armazenado nas células de gordura do seu corpo.

Ao fazer isso, começará a ver o que está ocorrendo em seu corpo. É sobre se conectar com a pele em que está. O resultado é que você estará totalmente presente com seu corpo de uma maneira nova. No momento em que a comida não tiver um gosto fabuloso, pare de comer. Seu corpo está dizendo que o que ingeriu é tudo o que ele requer. É sobre se tornar consciente do que seu corpo precisa. Comemos 90% a mais do que realmente precisamos porque fomos ensinados a limpar nossos pratos. Fomos ensinados a comer três refeições balanceadas todos os dias; aprendemos todos os tipos de coisas que nada têm a ver com permitir que nosso corpo escolha por si mesmo.

Uma mulher que tentou isso me disse que, após cada garfada, ela perguntava ao próprio corpo: "Ok, está satisfeito?"

Ele dizia: "Não, mais um pouquinho." – e ela pegava outra garfada.

E então ela perguntava: "E agora?"

Novamente, o corpo dela dizia: "Só mais um pouquinho."

Ela dava mais uma garfada e o corpo dela dizia: "Acho que você não quer mais isso."

Ela respondia: "Não, nós não queremos."

Quando funciona dessa maneira, você começa a reconhecer: "É assim que posso saber qual é o ponto de vista do meu corpo." Você come até que seu corpo diga "nhé" de repente e, então, você não come mais. Você bebe da mesma maneira. Quando tomo uma taça de vinho, os primeiros goles terão um gosto ótimo e, de repente, o próximo gole terá gosto de vinagre. É o meu corpo dizendo: "Ok, é o suficiente." Ele não deseja beber mais. Se praticar isso, chegará a um ponto em que não estará comendo demais e seu corpo não criará arrotos e gases como forma de puni-lo. (Seu corpo usa arrotos e gases como um sistema de punição quando você não o escuta.)

Não se trata de uma dieta. É uma nova perspectiva. Você pode não perder um grama fazendo isso, mas chegará ao ponto em que poderá realmente ouvir seu corpo. Você descobrirá do que ele gosta, o que ele requer e para onde levá-lo no momento certo. Você vai se divertir muito mais. Eu lhe garanto isso.

Fome

Seu corpo, na verdade, gosta da sensação de estar com fome. E se um corpo faminto fosse, de fato, um corpo saudável – e não um corpo doentio? "Estou com fome" é um ponto de vista fixo. Quando seu corpo parece espaçoso, você pode confundir essa sensação de espaço com fome. Você pode dizer: "Estou com fome". Em vez de: "Sinto-me vazio". Entretanto, e se o seu corpo não estiver com fome? E se for apenas uma sensação de espaço? Os corpos gostam de sentir o espaço. Eles não gostam de se sentirem satisfeitos. Se você não acredita em mim, lembre-se do seu último jantar de Natal. Como você se sentiu depois? A maioria das pessoas fica sentada gemendo e perguntando: "Por que eu fiz isso?" E se a fome mantiver o corpo em estado de dúvida? E se preenchê-lo criar uma resposta?

Alguém me disse: "A ideia de fazer perguntas ao meu corpo sobre o que ele requer é um grande presente. Quando me sinto vazio, muitas vezes fico agitado e decido que preciso comer alguma coisa para me acalmar, mas não sei o que meu corpo quer comer. Quando faço perguntas, descubro que não há nada que ele queira comer."

Sempre pergunto ao meu corpo o que ele quer comer e, como resultado, muitas vezes como uma vez por dia, não mais. Se eu comer duas vezes por dia, é praticamente um milagre. Se estou com fome, pergunto: **"Corpo, você está com fome – ou você apenas sente o espaço que deseja estar?"** Meu corpo gosta de ficar com fome. Gosta de sentir espaço. Não gosta de se sentir pesado.

Convido você a mudar sua perspectiva sobre a fome e outros sentimentos que você tem. Quando seu corpo precisa de algo, ele tenta dar-lhe informações na forma de um sentimento. Na verdade, sentimento não é a melhor palavra para descrever isso.

Os sentimentos não são realmente sentimentos. Eles são sentidos. Você está sentindo coisas. Você pode perguntar: "O que estou sentindo?" Um sentimento específico significa que você está com fome? Não, necessariamente. Talvez você esteja com a sensação de outra coisa. Ao identificar imediatamente os sentimentos como fome ou dor, você assume um ponto de vista que pode ser muito diferente do que seu corpo está lhe dizendo. Não presuma que um sentimento significa que você precisa comer! Em vez de nomear o que você sente ou atribuir algum tipo de rótulo a isso, como "fome", faça uma pergunta. E se seu corpo estiver implorando para dar uma caminhada e você pensa que ele está com fome? Se não presumir que precisa comer, pode descobrir o que seu corpo realmente requer.

> Uma mulher me disse recentemente: "Após comer, geralmente, sinto que tenho que desabotoar minhas roupas. Não comi tanto; só me sinto inchada e desconfortável."
> Pergulhei-lhe: "Você perguntou ao seu corpo se ele queria comer tudo?"
> Ela disse: "Não."
> Eu disse: "Bem, você poderia experimentar isso."

Frequentemente, sinto um ronco na barriga e penso: "Estou com fome". Então, pergunto: "Corpo, você está com fome?" – e ele diz "não". Às vezes vou até a geladeira mesmo assim e pergunto: "Há alguma coisa que você queira comer aqui?" – e ele diz "não". Então, pergunto: "Ok, você quer um pouco de água?" – e ele diz "sim". Ele só queria água, mas pensei que ele estava com fome.

As pessoas tiveram tantas existências em que a fome era "real" que, mesmo quando há abundância de alimentos, elas continuam a comer em vez de olhar para o que está acontecendo com elas no presente. É muito difícil morrer de fome na maioria dos países do mundo agora. Você tem que se esforçar muito para isso, porque há muito excesso por toda parte. Se acreditarmos que existe fome, compramos a ideia de que é melhor comermos agora, porque podemos não ser capazes de comer amanhã. Isso praticamente não é verdade na maioria das sociedades ocidentais e em muitos dos chamados países do "Terceiro Mundo"; sempre parece haver comida suficiente.

Quanto de encher seu corpo é uma resposta à suposição de que a fome ou sentir fome é algo errado e que a fome é real? Tudo o que isso é, vezes um deusilhão, você vai destruir e descriar, por favor? Certo e errado, bom e mau, POD e POC, todas as 9, curtos, garotos e aléns.

"Eu amo comer bem"

Quando falei sobre dar três garfadas de tudo no prato com uma amiga, ela disse: "Isso não funcionaria para mim, porque adoro comer bem".

Eu perguntei: "O que 'eu adoro comer bem' tem a ver com seu corpo? 'Eu adoro comer bem'. Isso é verdade ou é um condicionamento? É condicionamento. Não tem nada a ver com ouvir seu corpo!"

Perguntei a ela: "Do que você gosta mais, sexo ou comida?"

Ela riu e disse: "Sexo é mais satisfatório, mas comida está mais disponível."

Sempre que achar que gostaria de comer, eu o convido a ver o que acontece se, em vez disso, você se masturbasse. Veja qual (sexo ou comida) você escolhe nessas condições! E se toda vez que você tivesse um pensamento sobre comer, você fizesse sexo?

A sensação de fome é, na verdade, uma forma de aguçar sua consciência. Você percebe que quanto mais você sacia sua fome, mais você desliga sua consciência? Você já notou que quando come além do que seu corpo requer, sua consciência e seus sentidos ficam entorpecidos e seu desejo de fazer sexo diminui?

Claro, há um ponto em que você precisa comer. Seu corpo precisa de comida, mas se você começar a prestar atenção ao que seu corpo deseja, terá a oportunidade de funcionar de uma forma que cria e gera mais consciência para você.

Por favor, preste atenção nisso. Quando sentir fome, em vez de perguntar "Como vou matar minha fome", pergunte:

- Corpo, que consciência você está me dando?
- O que você requer ou deseja?

Provando comida

E se você realmente recebesse a incrível elegância de um pouco de comida? Uma das razões pelas quais sugiro que você coma as coisas do seu prato apenas enquanto estiverem gostosas é que isso lhe dará a sensação do prazer da comida. Também irá apresentá-lo ao esteticismo sensorial. Seu corpo deveria ser um órgão estético sensorial.

Anos atrás, quando eu era casado, comprava uma caixa de chocolates de um quilo e comia um pedaço por dia. Minha ex-mulher os encontrava (porque eu os escondia dela) e comia metade da caixa de uma só vez. Você realmente gosta de algo quando faz isso? Ou você gostaria mais se fizesse algo diferente?

Ferramenta: gostaria de saber o gosto disso

Quando alguém diz "bolo de chocolate" ou "torta de limão", você responde instantaneamente com um comentário como "Mmm, isso é bom!" A maioria de nós faz isso. Decidimos ou julgamos que certas coisas têm gosto bom ou ruim e, então, não temos que saber que gosto elas realmente têm. Gosto de convidar as pessoas a viverem na pergunta, em vez de operarem a partir de decisões, julgamentos e computações.

Cada vez que você se sentar para comer, aja como se nunca tivesse provado nada da comida à sua frente. Antes de dar uma mordida naquele alimento, diga: **"Gostaria de saber o gosto disso."** Se agir assim, começará a saborear a comida no momento presente, em vez de se referir ao passado. Isso o colocará na pergunta sobre o que você está ingerindo, em vez de enviar-lhe a resposta de "Gosto disso" ou "não gosto disso".

Eu gostava de biscoitos de *marshmallow* com chocolate por cima. Achava que eram os biscoitos mais maravilhosos do mundo – então, comi tantos deles enquanto trabalhava com Access que não os suporto mais. Agora, quando eu olho para um deles, digo, "Vômito". Ou é meu corpo que vai "vomitar?" É meu corpo. Eu não posso mais passar por cima disso. Quanto mais fico ciente do que meu corpo deseja, menos posso ignorar isso.

Espero que você use essas ferramentas até que não consiga passar por cima do seu corpo ou tentar forçá-lo a comer o que você decidiu que gostaria, em vez de perguntar:

- O que você gostaria de comer?
- O que para você seria divertido comer?
- Que gosto terá isso?

Crianças e alimentação

Se você tem filhos, reconheça que as crianças gostam de fazer lanchinhos. Elas são como animaizinhos; são como cavalos. Elas querem fazer lanchinhos ao longo do dia. Querer que eles façam três refeições ao dia é um erro.

Pergunte aos seus filhos: "O que seu corpo gostaria de comer? E dê-lhes isso."

Uma senhora no Texas ligou para mim e disse: "Pergunto ao meu filho o que o corpo dele quer comer e ele sempre me diz que quer comer sorvete. Ele disse que o corpo dele quer comer sorvete no café da manhã. Ele quer sorvete às 10 da manhã. Quer sorvete no almoço. Sei que é uma mentira. O que devo fazer?"

Eu disse: "Continue deixando-o escolher."

Ela fez isso, e o garoto escolheu sorvete às duas da tarde, sorvete às cinco e sorvete às nove, antes de dormir. Então, vomitou a noite inteira.

Ela lhe perguntou: "Verdade, seu corpo realmente queria sorvete?"

Ele disse: "Não, não queria sorvete, mas pensei que conseguira me dar bem com isso."

Ela disse: "Ok."

A mãe continua perguntando ao filho o que o corpo dele quer comer e, desde então, ele nunca mais foi contra o que o corpo dele realmente queria comer. Uma lição legal.

Ferramenta: em um restaurante

Aqui está algo que você pode experimentar quando sair para comer: Sempre que for comer em um restaurante, abra o cardápio, feche os olhos e peça ao seu corpo que lhe mostre o que ele quer comer. Abra seus olhos e eles cairão instantaneamente sobre o que seu corpo deseja. Isso pode ser algo que você decidiu que não gosta. Você pode dizer: "Ah, não, eu não gosto disso". Neste ponto, você tem uma escolha. Você pode pedir esse item de qualquer maneira ou pode repetir o exercício e perguntar novamente.

Se escolher repetir o exercício, saiba que, eventualmente, seu corpo lhe pregará uma peça. Mesmo que você peça o que deseja, o garçom trará a comida que você não pediu. Seu corpo falou diretamente com o corpo do garçom e ele trouxe o que seu corpo pediu. Por favor, seja gentil com o pobre garçom. Coma tudo o que ele trouxer para você e deixe uma boa gorjeta. Você pode descobrir que tem um gosto melhor do que qualquer coisa que você pensou que fosse possível.

Depois que isso acontecer 10 ou 12 vezes, você pode começar a perceber que seu corpo está falando com você e pode começar a confiar um pouco mais nele. Pode levar algum tempo para que desenvolva confiança em seu corpo, porque você nunca confiou nele antes. Seu corpo é seu melhor amigo. Se você não está confiando em seu corpo, você não está confiando em si e não está confiando que você e seu corpo são melhores amigos.

Quanta energia você está usando para não ser o melhor amigo do seu corpo? Muita, pouca ou megatons além dos megatons além dos megatons? Tudo o que isso é, vezes um deusilhão, você vai destruir e descriar? Certo e errado, bom e mau, POD e POC, todas as 9, curtos, garotos e aléns.

Ferramenta: em um evento social

Às vezes, você pode se encontrar em uma situação em que não pode comer o que seu corpo gostaria. Digamos, por exemplo, que você está em um jantar e eles estão servindo algo que seu corpo não deseja comer. O que você pode fazer? Donnielle aborda desta forma: "Você está em comunhão com seu corpo. Fale com ele! Veja o que pode acontecer. Se estou em um jantar em que estão servindo comida italiana e meu corpo não quer comida italiana, pergunto: **"Corpo, o que se requer para saborearmos esta comida, digeri-la e não ter problema algum com isso? O que se requer para você utilizar o valor nutricional e colher tudo o que você precisa da comida?"** Meu corpo vai dizer: "Ok" – e vai ficar bem com isso."

Ferramenta: no mercado

Quando for a um mercado, pergunte: **"Corpo, há algo aqui que você gostaria de comer?"** Se a resposta for não, não leve. Se for casado, pode perguntar: **"Há algo aqui que o corpo do meu parceiro gostaria de comer?"** Muitas vezes, seu corpo não quer comer, mas você vai ao mercado para alimentar o corpo de outra pessoa.

Quanto do que você está comendo serve para alimentar o corpo de outra pessoa? Muito? Pouco? Ou megatons? Opa! Tudo o que você fez para alimentar o corpo de outras pessoas comendo com o seu corpo, vezes um deusilhão, você vai destruir e descriar? Certo e errado, bom e mau, POD e POC, todas as 9, curtos, garotos e aléns.

Planejando refeições e compras

Você planeja o que comerá com uma semana de antecedência? Quanto do planejamento do que você vai comer é, na verdade, uma forma de destruir a confiança em seu corpo? As pessoas tentam planejar suas refeições com um ponto de vista fixo sobre o que devem comer ou o que gostam de comer. Elas não estão cientes do que o próprio corpo deseja comer.

Para mim, foi interessante ver que na cidade de Nova York não há grandes supermercados – há lojas menores em cada bairro. A maioria das pessoas não tem enormes geladeiras potentes e muitos armários ou espaço de armazenamento, então não podem estocar grandes quantidades de comida. Elas têm que ir ao mercado todos os dias, mais ou menos e, portanto, tendem a olhar o que o próprio corpo deseja. Foi lá que aprendi a ficar mais presente com meu corpo quando ia ao mercado. Eu não conseguia planejar o que comeria na semana seguinte. Acabei de comprar o suficiente para esta refeição e para mais uma ou duas outras. Eu tinha que ficar ciente do que realmente poderia usar e comer. Eu perguntava ao meu corpo: **"O que você vai querer comer nos próximos dias?"** Ele dizia: "Ah, essa fruta parece boa!" Ou: "Brócolis seria bom."

Você pode querer começar a comprar quantidades menores de comida e fazer compras com uma frequência maior. As pessoas me disseram que, ao comprar diariamente, elas e suas famílias ficaram com o corpo mais magro.

Ferramenta: teste muscular

Antes de colocar qualquer tipo de substância – vitamina, suplemento, remédio ou uma erva – em meu corpo, faço testes musculares. Você pode fazer isso com comida também. Eu seguro a substância em frente ao meu plexo solar, junto os calcanhares e os dedos dos pés. E pergunto: **"Corpo, você quer ingerir isso?"** Se meu corpo se inclinar para frente, é um sim. Se ele se inclinar para trás, é um não. Se for de um lado para o outro, sei que estou fazendo a pergunta errada, então experimentarei outras perguntas, como: **"Você quer ingerir isso mais tarde? Você quer ingerir isso amanhã?"**

Conheço um rapaz na Austrália que estava com um problema de "pressão alta". Então, ele foi ao médico, que lhe receitou alguns comprimidos.

> Ele me ligou e disse: "Acabei de fazer teste muscular com esses comprimidos, para ver se meu corpo os queria, e meu corpo foi arremessado para o outro lado do cômodo. Meu corpo não quer os comprimidos. O que eu devo fazer?"
>
> Eu disse: "Procure outro médico e descubra o que de fato está acontecendo. Obviamente, seu corpo não quer tomar os comprimidos. Se ele requer outra coisa, você tem que descobrir o que é isso."

Ele foi a uma consulta com outro médico e descobriu que não tinha pressão alta. Ele precisava de uma cirurgia para colocar um *shunt*, que abriria os vasos sanguíneos de seu coração. Ele poderia ter morrido se tivesse tomado os comprimidos que o primeiro médico receitou. A moral desta história é: seu corpo sabe do que precisa. Confie nele!

Absorvendo nutrientes

Houve um momento em que me senti muito cansado, então pensei: "Puxa, tenho que tomar umas vitaminas." Então, fui à loja de vitaminas. Eu estava na seção de vitaminas, fazendo teste muscular para cada vitamina na prateleira e meu corpo dizia: *"Não, não, não, não, não."* Então, saí da loja de vitaminas me sentindo como se tivesse consumido drogas.

Perguntei: "Corpo, você absorveu todas as vitaminas de que precisava naqueles frascos?"

Ele disse: "Sim."

Agora, eu simplesmento passo pela seção de vitaminas e digo ao meu corpo: "Pegue tudo de que precisa, corpo." Vitaminas são uma energia. Você não tem que abrir o frasco para obter a energia. A energia está lá, exalando através do plástico. Muitas pessoas diriam que os frascos são sólidos, que nada passa através deles. Isso é verdadeiro? Não, isso é uma mentira. O vidro é algo sólido, que nada passa através dele? Não, as moléculas só se movem mais lentamente através das coisas que definimos como sólidas. Elas não são realmente sólidas.

Faça uma caminhada entre as árvores

Se você quiser experimentar como é absorver os nutrientes de que precisa, dê um passeio na floresta e peça ao seu corpo para pegar tudo que requer da natureza. Você já percebeu que, ao sair para uma longa caminhada no bosque, volta com energia e entusiasmo? Seu corpo se sente muito bem e você diz: "Uau, foi uma caminhada muito boa!" Não foi apenas uma ótima caminhada; foi uma grande comunhão com todas as estruturas moleculares ao seu redor e uma grande assimilação feita pelo seu corpo de tudo o que ele precisava. Se começar a perceber que seu corpo precisa de cura, dê um passeio e peça-lhe que pegue tudo o que precisa da natureza. É incrível como isso pode ocorrer rapidamente.

Seu corpo é feito de energia ou de uma estrutura molecular que não tem capacidade de receber? É feito de energia! Você está criando seu corpo como uma estrutura molecular que não pode receber nada? Opa. É por isso que você tem que alimentá-lo – porque ele não *consegue* receber. Na verdade, ele consegue receber, mas você não permite isso. Por que você não permite? Porque se você o fizesse, teria que ser diferente. E se você fosse diferente, não seria normal. E se você não fosse normal, não poderia sentar-se para jantar com as pessoas e falar sobre coisas idiotas por horas a fio.

Você gostaria de algo doce?

Quando você quiser algo doce, vá a uma padaria. Fique parado por alguns minutos, inspire profundamente e pergunte ao seu corpo: "Você está com fome?" Ele lhe dirá: "Não, acabei de receber todo o açúcar de que precisava". Você acabou de inspirar a estrutura molecular de tudo o que o açúcar fornece ao seu corpo.

Quando você estiver viajando

Tenho uma amiga que viaja muito. Quando está no avião e a garganta dela começa a arranhar, ela diz ao próprio corpo: "Ei, corpo, você está sobrevoando uma área onde poderia puxar as energias de ervas ou alguma outra coisa que poderia lhe ajudar a não pegar qualquer coisa que esteja circulando no ar?" Então, a garganta que estava arranhando, ou o que quer que esteja acontecendo geralmente desaparece, imediatamente. Experimente. Pode funcionar para você também.

Preparando comida

Você já preparou um jantar e, quando terminou de cozinhar, não queria comê-lo? Por que você não quis comer? Você absorveu tudo o que a comida iria fornecer. Você não estava com fome porque conseguiu tudo o que seria servido na refeição apenas por prepará-la. Se perceber como seu corpo é incrivelmente bonito e orgástico, verá que ele absorverá tudo de que precisa, simplesmente por cozinhar para outras pessoas.

Deixe seu corpo se autocontrolar

Quando era criança, alguém lhe perguntava o que você queria ou lhe dizia o que você tinha que comer, quando tinha que ir para a cama, quando tinha que se levantar? Alguém lhe dizia quando sair e quando entrar? Isso nos faz sempre buscar uma fonte externa que nos diz o que fazer com nosso corpo, em vez de reconhecer que nosso corpo sabe o que fazer.

Algumas pessoas gostam de manter um diário alimentar para se tornarem mais conscientes do que estão comendo. Você certamente pode fazer isso se quiser, mas na verdade trata-se de perguntar ao seu corpo o que ele quer comer, em vez de tentar criar um diário sobre os alimentos que você consumiu. Manter um diário alimentar pode se tornar uma forma de tentar controlar o que você faz. Eu não quero que você controle seu corpo. Quero que você permita que seu corpo se autocontrole. Esse é um ponto de vista muito diferente. Seu corpo sabe o que requer e deseja. Pergunte a ele!

Coma mais! Coma mais! Coma mais!

As pessoas costumam me dizer que, quando crianças, eram muito enérgicas, magras, saudáveis e que não desejavam comer. A família os obrigava a comer. Elas ouviam coisas do tipo: "Coma! Você precisa de um pouco de carne para os ossos." Ou: "Se você não comer, o vento vai arrastá-lo". Isso é o que eu ouvia.

Você ainda está tentando comer carne para os seus ossos? Você ainda está tentando desenvolver um corpo grande, bonito e saudável? Tudo o que isso é, vezes um deusilhão, você vai destruir e descriar? Certo e errado, bom e mau, POD e POC, todos as 9, curtos, garotos e aléns.

Quando era criança, alguém lhe dizia que precisava comer tudo, pois havia crianças que morriam de fome na China? Eu ouvia isso. E me encrenquei quando disse: "Bem, podemos lhes enviar minha couve de Bruxelas?"

Bem, existe todo esse condicionamento cultural e familiar em relação à comida. Muitos de nós fomos condicionados a comer de determinada maneira: devemos comer proteína, carboidratos, frutas e vegetais. Você deve comer purê de batatas com molho no jantar. Se for italiano, deve comer massa. Se for do centro-oeste, provavelmente tem uma família que insiste que você deve comer três vezes ao dia. Na minha família tínhamos que comer salada de gelatina, salada verde, uma segunda salada de gelatina, uma terceira salada de gelatina e ambrosia. Sua família o alimenta porque o nome disso é amor.

Você pode reparar que não tem idea alguma do que é sua realidade alimentar. Você pode estar validando a realidade alimentar de outras pessoas com a comida que escolhe ingerir. Quando começar a comer ou pensar em comer algo, pergunte: **"Essa é a minha realidade ou a de outra pessoa?"**

Que criação de alimentos que gosta de comer você está usando para validar a realidade de outras pessoas? Tudo o que isso é, vezes um deusilhão, você vai destruir e descriar? Certo e errado, bom e mau, POD e POC, todas as 9, curtos, garotos e aléns.

Comendo para obter conforto

Quando convido as pessoas a comerem apenas algumas garfadas de sua comida e pararem quando o corpo não quiser mais, muitas vezes elas percebem que, desde crianças, comem para se consolarem. Comer é o único conforto palpável que muitas pessoas têm. Quando se é pequeno e sua família quer consolá-lo, ela lhe dá comida. Ninguém lhe pergunta de que você precisa, o que você quer, o que você requer ou o que você deseja – alguém simplesmente lhe dá comida.

Quando os bebês choram, muitos pais supõem imediatamente que eles estão com fome e colocam uma mamadeira na boca deles. Eles não perguntam: "Você está com fome?" Mesmo com um bebê pequeno, você pode perguntar: "Você está com a fralda suja? Você precisa de comida? Você precisa de colo? Você precisa dar uma volta?" E o bebê vai parar de chorar quando você fizer a pergunta certa. Eles sabem do que precisam. Quando meus filhos eram bebês, eles quase sempre paravam de chorar quando eu perguntava: "Você precisa dar uma volta?" Eles sempre escolhiam o movimento e nunca gostavam de ficar em um lugar.

Quando era criança, você foi alimentado quando queria colo ou dar uma volta? As pessoas lhe davam comida quando você precisava de um conforto? Comer realmente o conforta?

Você identificou e usou equivocamente comida como se fosse conforto? Todos os lugares em que comprou a ideia de que comida é para confortar, quando na verdade trata-se de escolha, você vai destruir e descriar tudo isso, vezes um deusilhão? Certo e errado, bom e mau, POD e POC, todas as 9, curtos, garotos e aléns.

Alguém o alimentava quando você queria colo e ser ninado para dormir? Novamente, mais uma forma de conforto! Todos os lugares que você identificou e aplicou equivocamente comida como a energia do conforto ou para ser igual ao conforto que está buscando, você vai destruir e descriar tudo vezes um deusilhão? Certo e errado, bom e mau, POD e POC, todas as 9, curtos, garotos e aléns.

Comer para eliminar sua consciência

Muitas pessoas me dizem que comem demais para bloquear a própria consciência. Alguém me disse recentemente: "Percebi que, às vezes, como para administrar o estímulo psíquico que recebo. Comer o bloqueia."

Quanto do que você come é usado para eliminar sua consciência? É só mais um tipo de vício. Você percebe que é viciado em comer e que realmente não precisa ou tem vontade de comer? Tudo o que isso é, vezes um deusilhão, você vai destruir e descriar? Certo e errado, bom e mau, POD e POC, todas as 9, curtos, garotos e aléns.

Ferramenta: essa fome é minha ou de outra pessoa?

Talvez a sensação percebida por você seja a de ter fome, mas talvez você não esteja com fome. Talvez seja de outra pessoa. Use esta ferramenta: **"Esta fome é minha ou de outra pessoa?"**

Se for de outra pessoa, devolva-a ao remetente e não coma. Use esta ferramenta e economize muito nas compras de alimentos!

Dei essa ferramenta para as pessoas em um curso sobre obesidade que facilitei há algum tempo. Uma senhora que estava na classe comia *donuts* no trabalho todos os dias. Ao usar essa ferramenta, ela descobriu que estava comendo *donuts* por todas as outras pessoas que os desejavam em seu escritório – e não por ela. Ela parou de comer os *donuts* que seus colegas queriam e, em um mês, perdeu dez quilos.

Ferramenta: compulsões alimentares

As pessoas costumam me perguntar sobre compulsões alimentares. Você sabia que 90% dos seus desejos por comida não são seus? Você e seu corpo estão cientes das energias e desejos de outras pessoas, que também podem ter se equivocado a esse respeito. Quando você tem desejo por comida, precisa determinar:

- Essa compulsão é verdadeira para mim – ou é algo que comprei de alguém como verdadeira?
- Eu tenho compulsão por minha realidade? É a realidade do meu corpo? Ou tenho compulsão pela realidade de outra pessoa?

Tudo o que isso é, vezes um deusilhão, você vai destruir e descriar? Certo e errado, bom e mau, POD e POC, todas as 9, curtos, garotos e aléns.

As compulsões também ocorrem quando há uma energia que seus corpos sutis requerem. O desejo por comida, álcool, cigarros, drogas ou qualquer outra coisa provém de uma energia que os corpos sutis não estão recebendo. Os corpos sutis criam um desejo físico em seu corpo por algo que vai dar o pontapé inicial e superar uma barreira para receber a energia que eles desejam. Isso também pode ser verdadeiro para o desejo por sexo ou outras atividades. Eu ainda não brinquei com esses tipos, mas é definitivamente verdadeiro para compulsões alimentares.

Para superar o bloqueio energético, experimente perguntar: **"Que energias meus corpos sutis não estão obtendo que cria essa compulsão?"** Essa pergunta pode começar a mudar suas compulsões. Você também pode fazer POC e POD em tudo que não permita que seus corpos sutis recebam as energias de que precisam, requerem e desejam.

Superei meu desejo por chocolate usando essas ferramentas. Eu era um chocólatra ferrenho. Eu queria chocolate o tempo todo. Cada vez que ansiava por chocolate, dizia: **"Tudo que não permite que meus corpos sutis obtenham o que requerem, POC e POD em tudo isso."** Conforme continuei a executar o processo, os desejos foram embora cada vez mais rapidamente. Em cerca de dois meses, eu não sentia mais desejo por chocolate e, atualmente, como chocolate ocasionalmente, mas a demanda que eu sentia para comê-lo todos os dias acabou. Eu costumava escolher chocolate acima de qualquer outra coisa – o tempo todo. Agora não mais.

Seu corpo sabe o que requer e deseja. Pergunte a ele!

CAPÍTULO
8

HEPADS Posicionais

*Quando olha para o seu corpo,
quantos pontos de vista fixos você tem sobre ele?*

Não faz muito tempo, Dain trabalhou em um casal que constantemente reclamava um com o outro. Ele tentou todos os tipos de abordagens para ajudá-los, mas nada parecia funcionar. Eles não abriam mão de reclamar um do outro.

Ele me disse: "Não consigo mudar nada para eles. Não sei o que está acontecendo."

Eu disse: "Você acha que eles querem mudar. Na verdade, eles não querem mudar nada em si mesmos. Eles só querem que o outro mude."

Isso acontece com frequência. As pessoas não querem mudar. Elas querem que a outra pessoa mude, então fica bom para elas. Isso é o que fazemos com nosso corpo também. Você está esperando que seu corpo mude, mas você não está disposto a se mudar? Você percebe que mudar é o que mudaria seu corpo? Opa!

Uma mulher me disse: "Sinto que estou travando uma batalha com meu corpo. Minha vida e meu ser estão mudando e estou acessando um novo lugar, que é o seguinte: 'Corpo, venha comigo! Isso é divertido.' Ele vem e tudo fica bem por um tempo, mas então o danado vem e me soca."

Eu perguntei: "O que você não está sendo para o seu corpo, que o seu corpo precisa que você seja assim, que se manifestaria como um relacionamento perfeito com o seu corpo? Você tem que pedir ao seu corpo para acompanhá-lo na mudança que está fazendo e também tem que olhar para onde você não está disposto a mudar. Quando olha para onde não está disposto a mudar, pode ver como criou tudo a que está resistindo."

Qualquer ponto de vista que você adote sobre qualquer coisa cria uma posição ou uma perspectiva em sua vida - então, sem sua conscientização a respeito disso, essa posição começa a controlar sua vida. Por exemplo, quando você assume a posição: "Este é o homem perfeito para mim", você consegue ver os defeitos dele? Não, porque ele é perfeito. Se você encontrar a "mulher perfeita", poderá ver os defeitos dela? Não, ela é perfeita. Quando seu corpo parece estar em uma batalha contra você, existem pontos de vista que você não está disposto a mudar. Chamamos isso de HEPADs posicionais. HEPADs posicionais são julgamentos, conclusões, decisões, pontos de vista e posições que você assumiu. Sempre que você diz: "Eu acredito em x, y, z", você está assumindo um HEPAD posicional. Essas são as coisas que reunimos para criar as limitações em nossas vidas e em nosso corpo.

Os HEPADs representam as incapacidades, a entropia, a paralisia, a atrofia e a destruição que você adota como um ponto de vista.

- *Handicaps* (Incapacidades) – são coisas que o atrapalham. São desvantagens, deficiências ou obstáculos.
- *Entropy* (Entropia) – é onde você pega algo que tem ordem e facilidade e o transforma em desordem – algo que é caótico, não confortável e não divertido.
- *Paralysis* (Paralisia) – é onde você elimina sua escolha hoje em favor da escolha que fez ontem. Você já teve o ponto de vista de que não poderia fazer algo? Você já disse algo como: "Eu tentei de tudo em meu corpo e não adianta?" Isso é paralisia.
- *Atrophy* (Atrofia) – é onde você deixa tudo se desintegrar, porque você não consegue criar ou controlar isso. Atrofia é o que você precisa fazer para envelhecer o suficiente para parecer doente e feio. Você tem que atrofiar seu corpo – então você começa a destruí-lo.
- *Destruction* (Destruição) é a maneira como você vive sua vida! Você não se levanta de manhã e pergunta: "Como posso me criar e criar o meu corpo hoje?" Você pergunta: "De que coisa ruim tenho que cuidar hoje?" Você vai até o espelho e diz: "Como estou horrível? Veja as bolsas sob meus olhos, veja meu peito flácido, veja minha bunda flácida. Como diabos eu saio daqui?" Esta é a nossa forma de destruição.

Temos HEPADs posicionais sobre dinheiro, sexo, relacionamentos, negócios – tudo – incluindo nossos corpos. O que os HEPADs fazem? Eles criam limitações. Eles não permitem que seu corpo mude. Quando tem um ponto de vista, está criando HEPADs sobre como o seu ponto de vista está certo. Então, você decide que é assim que as coisas devem ser. Depois de tomar uma decisão, fazer um julgamento, cálculo ou conclusão, nada que não corresponda a isso pode vir à sua consciência. Essa é a dificuldade de se ter um ponto de vista.

Seu ponto de vista não é igual a você

Você pode pensar que seus pontos de vista o representam. Isso é o que a maioria das pessoas acredita, mas não é verdade. Seu ponto de vista representa o você finito e limitado. Cada ponto de vista que assume o limita. Você adquire um ponto de vista da mesma forma que pega uma senha quando está esperando na fila. É assim: leve um ponto de vista. Leve dois. Eles são gratuitos. Você pode assumir quantos pontos de vista desejar – ou pode não ter nenhum. Qual é o melhor para você? Nenhum! Como você pode ser o que realmente é sem nenhum ponto de vista? Bem, isso é o que você realmente é – sem ponto de vista. Quando está sendo você, não tem ponto de vista. Você está sendo a energia, o espaço e a consciência que, como um ser infinito, naturalmente é. Se nunca assumir um ponto de vista, o que você tem à disposição? Tudo! A escolha infinita ocorre quando você não tem nenhum ponto de vista.

Quantos HEPADs posicionais você tem que define tudo que está criando sua vida exatamente do jeito que está, sem a capacidade de mudá-la? Tudo o que isso é, vezes um deusilhão, você vai destruir e descriar? Certo e errado, bom e mau, POD e POC, todas as 9, curtos, garotos e aléns.

Liberando HEPADs

Correr (ou liberar) os HEPADs posicionais é uma maneira de ajudar seu corpo a voltar a se sentir bem consigo – e você se sentir bem com relação a ele. Funciona para dor de todo tipo, mental, física ou emocional. Recentemente, fui cavalgar e meu cavalo fez um movimento inesperado, que fez algo estranho no meu braço. Fiquei com dor por vários meses e ainda estava tentando me livrar dela. Fiz Rolfing, quiropraxia, terapia craniossacral e várias outras coisas, mas nada ajudou. Finalmente, comecei a dizer: "Que HEPADs posicionais estou usando para manter essa dor?" E tudo começou a desbloquear. De repente, lembrei-me de ter caído de uma escada trinta anos antes. Eu caí sobre meu cotovelo, o fraturei e desloquei meu ombro, tudo ao mesmo tempo. Eu não fui ao médico naquela época, porque não tinha dinheiro para isso. Em vez disso, aprendi a contornar a estrutura muscular normal para poder usar o braço. Tudo isso foi desbloqueado desde que comecei a usar o processo para HEPADs posicionais e os músculos originais AGORA estão voltando ao uso regular.

Quando você está andando e seu quadril dói, ou sua perna dói, seu joelho ou cotovelo doem, em vez de dizer: "Ah! Estou com dor" – e tentar se recuperar mancando –, usando uma bengala ou andando de muletas, pergunte: "Quantos HEPADs posicionais eu tenho que mantêm isso?" Em seguida, use o enunciado aclarador.

Tudo o que isso é, vezes um deusilhão, você vai destruir e descriar? Certo e errado, bom e mau, POD e POC, todas as 9, curtos, garotos e aléns.

"Isso parte meu coração"

Você também pode liberar os HEPADs de dores emocionais. Recentemente, uma senhora veio até mim para uma sessão.

Ela disse: "Eu não sei o que há de errado com minha vida. Não tenho energia. Não quero fazer nada. Sinto que mal consigo respirar. Minha vida perdeu a alegria."

Eu disse: "Sua vida não perdeu nada, mas você perdeu."

Enquanto trabalhávamos juntos, uma das coisas que surgiram é que ela respondia às coisas que aconteciam ao seu redor com comentários como: "Ah, parte meu coração que isso esteja acontecendo no mundo". Ou: "É doloroso que ele tenha feito isso para mim."

Perguntei: "Você percebe que, com esse ponto de vista, você está criando uma insuficiência cardíaca?"

Você também faz isso? Você supõe que o mundo é de partir o coração?

Que criação de "isso parte o meu coração" como realidade você está usando para instalar os HEPADs posicionais que está escolhendo? Tudo o que isso é, você vai destruir e descriar? Certo e errado, bom e mau, POD e POC, todas as 9, curtos, garotos e aléns.

Você responde às coisas dizendo: "Ah, isso é tão triste. Ele a ama, mas ela não o ama. Ela perdeu o emprego. Isso é tão triste!"? Você fica triste porque as coisas correspondem ao seu ponto de vista, de que a vida é triste. E se tivesse o ponto de vista de que a vida é interessante? Há um homem lá fora que está batendo a cabeça contra uma parede de tijolos. "É uma escolha interessante."

Que criação do "isso é tão triste" como realidade você está usando para instalar os HEPADs posicionais que está escolhendo? Tudo o que isso é, você vai destruir e descriar? Certo e errado, bom e mau, POD e POC, todas as 9, curtos, garotos e aléns?

Usamos – sem pensar – declarações como essa o tempo todo. "Tal coisa está me matando." Conheci alguém que ficava dizendo: "Isso é porcaria demais para mim", então ele teve câncer de cólon. Você já ouviu as pessoas dizerem: "Estou morrendo de fome"?

Há muitos anos, houve um ponto em que eu ficava doente a cada três semanas e permanecia cansado o tempo todo. Um dia, tive uma discussão com minha esposa e, quando ela saiu da sala, eu disse: "Estou de saco cheio e cansado de tudo isso!" De repente, percebi que vinha pensando nisso há meses. Eu estava de saco cheio e cansado o tempo todo. Hein? Sou um grandioso e glorioso criador? Sim! E você também! Você está feliz com o que está criando? Não? Fique ciente do que você está dizendo e pensando, porque o que está dizendo e pensando cria sua vida do jeito que ela é. Você pode querer ter clareza sobre sua reação comum às coisas e a todas as coisinhas que diz.

Trabalhar com HEPADs pode dar resultados muito dinâmicos. Trabalhei por cerca de seis meses com uma senhora que havia sido diagnosticada com câncer. Quando a conheci, ela tinha massas cancerígenas nos pulmões e estava se preparando para começar a quimioterapia. Começamos a executar um processo simples: "Que criação de realidade cancerosa você está usando para trancar em si os HEPADs posicionais que está escolhendo?"

Depois da segunda ou terceira sessão de quimioterapia, ela contraiu uma infecção, o que costuma acontecer durante esse tipo de tratamento, pois o sistema imunológico fica muito comprometido. Eles a levaram para o hospital, fizeram uma ressonância magnética e descobriram que ela não tinha mais nenhuma massa nos pulmões ou em qualquer outro lugar do corpo.

Você cria o câncer – ou qualquer outra coisa – e pode descriá-lo. Você cria o que há de errado com seu corpo e pode descrir isso. A escolha é sua. Isso pode ser difícil para a maioria de nós, porque quando escolhemos algo, tentamos acertar. Tentamos descobrir por que o criamos ou como é a escolha certa, em vez de perceber: "Ok, foi uma escolha estúpida. Posso escolher outra coisa." Isso é realmente tudo de que preciso.

Acreditar vs. estar ciente

Se você cria algo como uma crença, você a tranca na sua realidade, em vez de permitir que isso seja maleável e mutável. Eu o encorajo a se tornar mais maleável e mutável, pois se você está disposto a mudar, então está disposto a alterar sua realidade de acordo com o que ela pode ser, em vez de tentar criá-la da mesma maneira, dia após dia. Quando você sempre tenta manter a realidade, cria limitações que tornam tudo previsível. Cada ponto de vista que você adota cria uma posição a que você se apega – e isso o impede de escolher.

Se nunca assumir um ponto de vista, o que você tem à disposição? Tudo! A escolha infinita ocorre quando você não tem nenhum ponto de vista.

*   *   *

Processos adicionais que você pode fazer

Quantos HEPADs posicionais você tem para garantir que não sabe o que sabe? Tudo o que isso é, vezes um deusilhão, você vai destruir e descriar? Certo e errado, bom e mau, POD e POC, todas as 9, curtos, garotos e aléns.

Quantos HEPADs posicionais você tem para garantir que não consegue perceber o que consegue perceber? Tudo o que isso é, vezes um deusilhão, você vai destruir e descriar? Certo e errado, bom e mau, POD e POC, todas as 9, curtos, garotos e aléns.

Quantos HEPADs posicionais você tem para garantir que não consegue receber o que consegue receber? Tudo o que isso é, vezes um deusilhão, você vai destruir e descriar? Certo e errado, bom e mau, POD e POC, todas as 9, curtos, garotos e aléns.

Quantos HEPADs posicionais você tem para garantir que nunca tenha que ser o que verdadeiramente é? Tudo o que isso é, vezes um deusilhão, você vai destruir e descriar? Certo e errado, bom e mau, POD e POC, todas as 9, curtos, garotos e aléns.

Estamos criando HEPADs por milhões de anos, então, geralmente, é benéfico repetir processos como esses por muitas vezes. Você pode gravar esses processos e colocá-los para tocar repetidamente à noite, enquanto dorme, pois não tem que prestar atenção cognitivamente para que eles funcionem dinamicamente.

CAPÍTULO
9

Doença, dor e sofrimento

Muitas pessoas mantêm suas dores porque
isso permite que elas se sintam como todas as outras.
E se a dor não fosse uma realidade, mas uma escolha?
Você realmente quer sentir dor?

Recentemente, eu estava cavalgando meu cavalo novo. Ao atravessarmos um rio, ele pisou em uma rocha e escorregou. Eu caí, meu corpo bateu nas pedras e senti um estalo intenso nas costas. Eu não disse: "Minhas costas estão quebradas". Ou: "Provavelmente não vou conseguir caminhar amanhã." Eu não presumi que iria me machucar ou que algo estava errado. Em vez disso, fiz uma pergunta: "O que aconteceu?" Em vez de ficar dolorido no dia seguinte, descobri que não precisava mais de um quiropraxista, porque tenho um "cavalopraxista". A rachadura nas minhas costas afrouxou meus quadris e eles ficaram mais confortáveis do que nunca.

Você pode criar muita dor e sofrimento quando supõe que foi ferido ou que terá problemas com seu corpo. Em vez disso, se não tiver nenhum ponto de vista sobre um evento como esse, você poderá ter um resultado diferente. Usava essa abordagem quando meus filhos eram pequenos e caíam na calçada. Eu não presumia que eles tinham se machucado. Eu me aproximava e perguntava: "Você quebrou o concreto?" Eles olhavam para o local onde caíram, diziam "não", se levantavam e corriam alegremente novamente.

Meus filhos nunca choravam quando caíam. Eles nunca tiveram galos na cabeça ou hematomas nos joelhos como as outras crianças. Isso porque eu não tinha nenhum ponto de vista sobre o que significava quando eles caíam. Outros pais viam seu filho cair e diziam: "Ah, meu Deus! Você está bem?" Como essas crianças reagiam quando seus pais perguntavam: "Ah, querida! Você está bem?" Elas diziam: "Não, não estou bem!" – então, choravam por dez minutos. O que isso cria? Isso aprisiona a criança na ideia de que a dor é algo que deve ser sofrida. A dor é algo que deve ser experimentada. Dor é a maneira como todos vivenciam as coisas. Portanto, se você cair, deve sentir dor. Não é verdade!

Dor é uma criação

A dor não é real; é uma criação. Você cria dor. Eu sei disso com certeza. Você já caminhou sobre brasa? Quer saber? Não dói – se você não decidir que vai doer. Isso significa que criamos toda a dor em nossos corpos, a dor em nossas vidas e a dor em tudo o que fazemos? Sim. Temos a tendência de olhar através das realidades virtuais vibracionais desta realidade para que possamos sentir que somos semelhantes. Nós nos condicionamos a estar na mesma vibração que todos os outros e a dor é um condicionamento que nos permite acreditar que somos como as outras pessoas. Se você tem pessoas ao seu redor que estão sofrendo, você vibrará com a dor delas até criar sua própria versão dela.

Felizmente, trabalhar com HEPADs pode ajudar. Cada vez que você se mover e sentir dor ou rigidez, pergunte: "Quantos HEPADs eu tenho que mantêm isso?" Continue perguntando isso enquanto algo resistir –, porque cada resistência que você vivencia é uma criação sua. Não importa por que você a criou. Tudo o que importa é que você a criou.

Essa ideia também se aplica à dor emocional. "Ele me machucou!" Não! Ele o traiu. Ele não o machucou. Ele se machucou. Ninguém pode fazê-lo feliz. Ninguém pode deixá-lo triste. Ninguém pode ferir seus sentimentos – exceto você. Espere! Isso significa que você é responsável por tudo em sua vida? Que conceito estranho! Não é apenas um conceito. É uma realidade.

Que criação de dor como uma realidade – física, emocional, financeira, conjugal ou de qualquer tipo – você está usando para instalar os HEPADs posicionais que está escolhendo? Tudo o que isso é, vezes um deusilhão, você vai destruir e descriar? Certo e errado, bom e mau, POD e POC, todas as 9, curtos, garotos e aléns.

Você é único

Conversei com uma ex-dançarina. Ela tinha uma lesão dolorosa no músculo piriforme, que fica na região glútea. Na tentativa de descobrir o que estava acontecendo com sua lesão, ela estudou anatomia sem parar e comprou todas as "respostas" de todos os médicos especialistas. Cada vez que eu lhe pedia para considerar uma nova possibilidade, ela me dava uma das respostas que havia coletado.

Finalmente, eu lhe disse: "Espere aí! Você está tentando ser lógica, em vez de consciente. Você está me dando a resposta que alguém lhe deu. Você acha que é real. E se sua resposta e sua criação estiverem baseadas em algo que não é real para ninguém? Você é um clone? Existe alguma outra pessoa como você no mundo?"

Ela disse: "Não."

Respondi: "Muito bem. Você é um indivíduo. Você é única. Então, por que está comprando os pontos de vista de outras pessoas sobre o que há de errado no seu corpo? Você é a única pessoa que tem um corpo como o seu, é a única que tem os pontos de vista que você tem e é a unica que realmente pode ver o que realmente pode ver o que vai funcionar para o seu corpo. Ainda assim, você está comprando os pontos de vista de outras pessoas para tentar e mudar a si mesma. Isso realmente vai funcionar?"

Os pontos de vista que ela expressava eram HEPADs posicionais. Cada um deles. Isso pode ser algo que você está fazendo também.

Quantos HEPADs posicionais você tem para garantir que vai continuar comprando seu ponto de vista (de outra pessoa) sobre seu corpo ou sua condição? Tudo o que isso é, vezes um deusilhão, você vai destruir e descriar? Certo e errado, bom e mau, POD e POC, todas as 9, curtos, garotos e aléns.

O que mudou?

A mesma mulher estava fazendo uma outra coisa que as pessoas, às vezes, fazem com seus ferimentos ou dor. Enquanto ela delineava cada local de "pertencimento" da dor, eu podia sentir que ela estava instalando-a no lugar. Ela não parou para se dar conta ou para testar se a dor havia mudado. Em vez disso, ela perguntou: "Ainda tenho?" Essa não é uma boa abordagem. Claro que você ainda a tem, porque você pode criar qualquer coisa! "Eu ainda a tenho?" não é uma pergunta. Você está presumindo que ainda a tem – então, inclui um ponto de interrogação ao final de sua suposição.

O que se deve fazer é perguntar: "O que mudou?" "O que vou ser, fazer, ter, criar ou gerar para isso mudar?" Não para que a dor vá embora, mas para que mude.

Eu disse a ela: "Você tem que perceber. Você tem que dizer: 'Ok, eu escolhi isso. Por qual motivo eu escolheria isso? Foi uma boa escolha? Eu escolhi transformar o lado direito do meu corpo em uma pilha atrofiada de porcaria para que eu pudesse provar que posso dançar, não importa quanta dor eu sinta. Posso superar todos os obstáculos e ainda ser linda, maravilhosa e fabulosa.' Todos esses são os HEPADs que você adotou?"

Observe o que você adotou sem justificar ou explicar nada. Você se tornou muito bom em trancar essas coisas. HEPADs são uma criação. Você os tem criado por bilhões ou trilhões de anos. Você tem que trabalhar neles pacientemente. Não pode simplesmente exigir que eles o deixem.

Que criação do certo e errado – especialmente de você – como realidade você está usando para trancar os HEPADs posicionais que está escolhendo? Tudo o que isso é, vezes um deusilhão, você vai destruir e descriar? Certo e errado, bom e mau, POD e POC, todas as 9, curtos, garotos e aléns.

Nomeando as coisas

Presumimos que dar um nome às nossas dores, sofrimentos ou o que quer que tenhamos é a coisa certa e normal a se fazer. Você sente algo e diz: "Ah, estou com dor". Ou: "Estou com um vírus". Ou: "Estou com um músculo distendido". Não, não é isso que você tem. Você tem consciência. Em vez de dar um nome à sua consciência ou procurar um diagnóstico (que é uma resposta), vá para a pergunta. Agradeça ao seu corpo pela consciência e pergunte:

- Ok, o que posso fazer com isso?
- Posso mudar isso?
- Se obtiver um "sim" para a pergunta, questione: Como posso mudar isso?

Então, use as ferramentas em sua caixa de ferramentas de HEPADs, POD e POC, "A quem pertence isso?" ou o que quer que funcione.

Conversei com uma pessoa que me disse que tem um problema por causa de sua baixa autoestima. Eu perguntei: "Que pergunta existe na afirmação:'Tenho este problema por causa da minha baixa autoestima'? Essa é uma resposta e a sua justificativa para o motivo do problema. Entretanto, você criou o problema. Você não pode mudar nada quando não tiver uma pergunta a fazer! Tudo o que você pode fazer é reiterar sua resposta como se ela fosse verdadeira. Se você quiser mudar algo, faça uma pergunta sobre isso e mude."

Quantos HEPADs posicionais você tem para manter a ladainha psicológica que usa para justificar todas as suas limitações instaladas? Muitas? Poucas ou megatons? Além de megatons? Tudo o que isso é, vezes um deusilhão, você vai destruir e descriar? Certo e errado, bom e mau, POD e POC, todas as 9, curtos, garotos e aléns.

Dor é uma maneira de evitar a consciência

Muitas pessoas usam a dor, os aborrecimentos e as lágrimas como forma de evitar a consciência. Escolhemos a dor, a infelicidade e as lágrimas como uma forma de não estarmos cientes do que estamos cientes. Criamos dor para evitar a consciência.

Você já ficou aéreo quando teve dor? Você vai a um lugar onde o que sente parece dor, então supera isso e, de repente, você se sente meio aéreo, tonto ou fora de si. O que é isso? É a intensidade do espaço que está disponível para você, o mesmo que tenta evitar, porque supõe que intensidade é igual à dor. É uma coisa linda ter e ser todo esse espaço, que evitamos tão constantemente. É completamente louco.

- Quando tiver dor, experimente perguntar:
- Que consciência estou evitando com a dor que estou escolhendo?
- Que consciência estou evitando com as lágrimas que estou derramando?
- Que consciência estou evitando com a infelicidade que estou escolhendo?

O que você está usando e perpetrando em seu corpo como uma maneira de evitar consciência? Tudo o que isso é, vezes um deusilhão, você vai destruir e descriar. Certo e errado, bom e mau, POD e POC, todas as 9, curtos, garotos e aléns.

Você já tentou ignorar a dor?

Você já tentou menosprezar a dor como se ela não existisse? Já ignorou sua dor para tentar superá-la? Você ficou 10.000 km distante do seu corpo para evitar sentir o que seu corpo sente? Eu fiz todas essas coisas. Não funcionam. Ignorar a dor é diferente de dizer: "Uau! Isso é intenso." E se você não mais recusasse ou ignorasse essa sensação, mas gostasse e perguntasse:

- Ok, corpo, o que você precisa de mim aqui?
- O que você requer?
- O que você deseja?
- O que você está me dizendo que não estou disposto a ouvir?

Você se apega à dor?

Algumas pessoas se apegam à dor. Elas mantêm a própria dor porque isso permite que se sintam como as outras pessoas. Ou elas se tornam tão identificadas com a própria dor que não sabem quem seriam sem ela. Como você se desapega da dor? Pergunte-se:

- Eu realmente preciso dessa dor?
- Para que finalidade estou usando essa dor?

Muitas vezes, quando as pessoas se livram de uma dor que sentiram por muito tempo, parece que algo está errado com elas. Isso aconteceu comigo. Anos atrás, recebi uma sessão de Rolfing (um tipo específico de massagem) e uma manhã após a quinta sessão da técnica, acordei e pensei que algo estava errado. O que estava "errado" era que eu não tinha mais a dor no corpo que esteve ali por 25 anos. Não ter dor era tão estranho para mim que algo parecia impróprio. O erro de não ter dor e o certo de não ter mudança alguma é a maneira como as pessoas funcionam consistentemente no planeta Terra. Quando você está ciente, pode chegar ao ponto em que está disposto a mudar e a viver sem dor.

Também resistimos a outros tipos de mudança. Você sempre quis que as pessoas em sua vida permanecessem iguais – e não mudassem? As pessoas já tentaram fazer você manter a mesma posição, ter o mesmo ponto de vista ou fazer a mesma coisa, mesmo que isso não funcione mais para você?

Esse tipo de coisa às vezes acontece com os jovens à medida que crescem. Quando começam a entrar na puberdade, eles têm uma reação do tipo: "Ah, não! Eu estou mudando", como se isso fosse errado. A mesma coisa se passa com o envelhecimento. Não há nada de errado com isso. É um erro baseado em VVRs, não na realidade.

É interessante para mim ver que o prazer tem uma carga tão grande. Quantas pessoas você vê que vivem vidas prazerosas? Quantas pessoas você vê que vivem vidas dolorosas? Muitas pessoas parecem pensar que a dor da vida prova que estão realmente tendo uma vida. Elas não acreditam que o prazer e a alegria que sentem em viver é o que prova que estão tendo uma vida.

Que atualização física da doença terminal, eterna e infecciosa da escolha de CCCRs para a criação do erro de não ter dor e do certo de não mudar você tem, que mantém e o condiciona a tudo que não pode mudar, escolher e instituir como a alegria total de viver? Tudo o que isso é, vezes um deusilhão, você vai destruir e descriar? Certo e errado, bom e mau, POD e POC, todas as 9, curtos, garotos e aléns.

Seu corpo é um órgão sensorial

Uma mulher me disse que estava viajando a trabalho e começou a ter sintomas de nefrite, que é uma inflamação dos rins. Foi a primeira vez que ela teve problemas renais.

Perguntei: "Com quem você estava em contato quando teve isso?"

Ela não estava ciente de ter tido contato com alguém que teve nefrite.

Eu lhe disse: "O problema é que você está muito mais consciente do que se considera capaz."

Quando você se depara com pessoas que têm algo errado no corpo delas, o seu corpo fica ciente disso. Se ignorar esse fato, poderá trancar o que há de errado com o corpo delas em seu corpo. Seu corpo fica dizendo: "Ouça-me, estou dizendo o que há de errado com essa pessoa!" Se você cometer o erro de dizer: "Ah, não, eu gosto dessa pessoa. Não há nada de errado com ela", seu corpo dirá: "Você precisa saber que essa pessoa tem um problema". O seu corpo é um órgão sensorial. Ele foi projetado para fornecer informações. Nós não o usamos dessa forma. Abusamos do corpo ao ignorá-lo.

Quando estou perto de alguém que sei que tem uma dor no corpo, digo: "Posso apenas colocar minha mão nas suas costas por um minuto?"

Ela perguntará: "Por quê?"

E eu direi: "Bem, você não está com uma dor aqui?"

Ela perguntará: "Como você sabia disso?" – o que é bem engraçado, porque o corpo dela está gritando para mim: "Me ajude, me ajude! Estou com dor. Resolva para mim! Você pode resolver para mim."

Eu quero ter um corpo estranho gritando comigo o tempo todo? Não, então vou apenas colocar minha mão onde ele está com dor ou perguntar: "Posso lhe dar um abraço?"

Executando HEPADs em outras pessoas

Alguém me perguntou se é apropriado executar HEPADs em cônjuges e filhos. Eu disse: "Faça qualquer coisa que torne sua vida melhor. Será que vai dar certo? Talvez. Mas lembre-se de que eles são tão teimosos quanto você. É por isso que eles são seus filhos e seu cônjuge."

Outra pessoa me perguntou: "Os HEPADs podem ser executados à distância?" A resposta é sim; no entanto, você não pode fazer nada por ou para as pessoas que não estejam dispostas a receber. Você pode trabalhar duro e, se elas não quiserem de verdade, não vai funcionar. Se elas *quiserem*, vai funcionar. Se você está fazendo isso porque deseja consertá-las, desista. Isso não vai acontecer. Você não pode consertar ninguém.

Quando tenta ajudar alguém, você sempre vem de uma posição de superioridade. Ajudar exige que você julgue alguém como sendo menos do que você. Simpatia, empatia e compaixão exigem que você julgue também. As pessoas escolhem o que escolhem. Por que elas escolhem isso, você não saberá. É errado ou triste que elas o tenham escolhido? Não, é apenas o que elas escolhem. Se alguém não lhe pedir ajuda, não tente ajudar.

Uma vez, vi uma velhinha parada na esquina por muito tempo. Decidi ajudá-la a atravessar a rua, pois concluí que ela, obviamente, precisava de ajuda. Fui até ela e lhe perguntei: "Posso ajudá-la a atravessar a rua?"

Ela disse: "Não preciso de sua ajuda", e me bateu com sua bengala.

Eu disse: "Ok, eu estava dando uma de superior. Com licença. Sinto muito."

Ela não precisava de ajuda. Ela não estava pedindo ajuda – e se alguém não está pedindo, não ofereça. Entretanto, isso não significa que as pessoas não estejam perguntando silenciosamente. Algumas delas fazem isso. Então você tem que estar atento.

Tudo o que você fez e tudo o que criou para tentar consertar o outro como se isso fosse tornar tudo certo, vezes um deusilhão, você vai destruir e descriar? Certo e errado, bom e mau, POD e POC, todas as 9, curtos, garotos e aléns.

Duplicando os sintomas de seus pais

Conversei com uma mulher que me disse que estava tendo problemas com as terminações nervosas das mãos e dos pés. Ela me disse que estava com dor e não conseguia segurar as coisas com firmeza.

Perguntei a ela: "Então, quanto disso é realmente seu e quanto pertence a alguma senhora de quem você está tentando cuidar?"

Ela percebeu que quase nada disso lhe pertencia. Ela estava tentando cuidar de sua mãe. Não é incomum que as pessoas decidam que são a própria mãe ou pai e incorporem os sintomas dos pais em seu próprio corpo. É um sintoma psicológico, que se torna um sintoma físico quando se pega para si.

Trabalhei com outra senhora no Texas que estava levando os sintomas da mãe para o próprio corpo. Enquanto trabalhávamos juntos, ela reconheceu o que estava fazendo, mas não conseguimos fazer com que ela abandonasse totalmente os sintomas. Tínhamos que encontrar uma maneira de lidar com o que seu corpo estava escolhendo, que era cuidar de sua mãe, pegando para si os sintomas dela.

Você pode ter um dos pais cujo corpo você assumiu. Ou você pode ter assumido a condição de ser de um dos pais que não queria ser. Você decidiu que tinha que duplicá-los para determinar como não ser como eles, mas no processo de duplicação, você ficou como eles e trancou tudo isso em seu corpo.

Quantos dos problemas que você tem com seu corpo ocorrem porque você os duplicou de seus pais, a fim de não ser como eles? Tudo o que isso é, vezes um deusilhão, você vai destruir e descriar? Certo e errado, bom e mau, POD e POC, todas as 9, curtos, garotos e aléns.

O processo de ambiguidade

Quando está lidando com dor, doença e sofrimento, ser ambíguo é importante. Faça perguntas sobre o que está acontecendo em seu corpo. Evite decisões e conclusões, como a mulher que concluiu que estava com problemas nos nervos. Use o processo de ambiguidade e pergunte:

- O que é isso?
- O que eu faço com isso?
- Posso mudar isso?
- Como meu corpo e eu mudamos isso?

Eu o convido a estar em comunhão com o seu corpo. Ser ambíguo – fazendo perguntas – é a maneira de fazer isso.

Substituto universal

Substituto universal é um cargo que muitas pessoas assumem. Um substituto universal é alguém que jura pelo resto de sua vida, por toda a eternidade, que assumirá a dor e o sofrimento dos outros para deixar todos bem e felizes. É como um pacto de sangue. Você promete enfrentar o câncer, a dor, o sofrimento, a doença, o peso, a infelicidade e a miséria de outras pessoas para que elas possam ser felizes. Você se torna um sumo sacerdote ou sacerdotisa como o substituto universal.

Você gostaria de abrir mão de todos juramentos, votos, pactos, fidelidades, comunidades, promessas e compromissos? Tudo o que isso é, vezes um deusilhão, você vai destruir e descriar? Certo e errado, bom e mau, POD e POC, todas as 9, curtos, garotos e aléns.

Certa vez, enquanto eu dava uma classe sobre animais, trabalhei com uma mulher que tinha um cachorro que vivia recebendo o diagnóstico de câncer. Ela o levava ao veterinário e eliminava o câncer, mas o cachorro voltava a ter câncer.

Percebi que o cachorro era um substituto, então perguntei: "O cachorro está curando o câncer de quem?"

Eu disse: "Cachorro, você pode parar de fazer isso, por favor? A pessoa não poderá ser curada se você continuar tirando o câncer do corpo dela."

O cachorro disse: "Ah, tudo bem" – e parou de fazer isso.

Duas semanas depois, eles descobriram que a avó tinha um câncer ósseo no estágio quatro. Ela morreu logo depois disso. Se ela soubesse antes, poderia ter sido capaz de fazer algo a respeito, mas porque ela conseguiu dá-lo ao seu cachorro – e o cachorro estava disposto a recebê-lo – ela não sentiu dor nem se sentiu mal. O cachorro estava tirando a dor e o sofrimento do câncer do corpo dela, mas o câncer ainda estava lá. Estava crescendo dinamicamente – só que ela simplesmente não estava sentindo.

Ao pegar para si a dor e o sofrimento de outras pessoas – psicológica, mental, física, emocional ou de qualquer outro tipo –, você as desempodera e as impede de mudar.

Ferramenta: devolver ao remetente

Não traga o sofrimento de outras pessoas para o seu corpo. Quando você perceber a dor, o sofrimento, as emoções e os julgamentos de outras pessoas, devolva-os ao remetente. Você os devolve ao remetente para interromper o fluxo desse tipo de energia em sua direção. Se não devolvê-los, eles continuarão a enviá-los a você, e nunca se livrarão dele ou se recuperarão sozinhos. Quando você devolve as mentiras ou a doença (ou o que quer que seja) ao remetente, você o está convidando a ter a consciência de que a dor e o sofrimento estão aí para que possam escolher algo diferente – se desejarem.

Donnielle me contou sobre algo que lhe ocorreu no aeroporto JFK. Seu coração começou a doer e ela pensou: "Meu Deus! Meu peito está doendo." Naquela fração de segundo, ela podia ver um futuro de consultas médicas, falta de ar, dificuldade para andar, cirurgias e tudo isso. Então ela disse: "Espere um minuto. Não tenho problemas de coração. A quem pertence isso?" Ela devolveu os problemas cardíacos ao remetente com consciência anexada. (Você não precisa saber de onde algo vem para fazer isso. Às vezes consegue descobrir de onde vem, às vezes não.) Logo depois disso, Donnielle percebeu que havia um casal de idosos a uma curta distância dela. A mulher se virou para o marido e perguntou: "Querido, seu coração está doendo?"

Ela viu que seu corpo estava tentando ajudar o homem e quase acreditou no problema dele. Ela disse: "Eu poderia ter criado um futuro de problemas cardíacos para mim, mas pensei: 'Espere um minuto! Isso não é meu!'"

Você é muito mais psíquico do que imagina, o que é uma coisa boa, mas porque não foi ensinado a valorizar quanto é consciente ou o que fazer com sua consciência, você pode acreditar que estar ciente desse tipo de coisa é algo ruim. Não é ruim! O problema ocorre quando você identifica incorretamente a dor, o sofrimento, a doença, as fobias, as emoções e os julgamentos de outras pessoas como sendo seus, quando não o são! Basta devolvê-los ao remetente.

Você é um indivíduo. Você é único.
Então, por que está comprando os pontos de vista de outras pessoas
sobre o que está errado com o seu corpo?

* * *

Ferramentas e processos adicionais que você pode usar

Você acredita em doença? Isso não é legal? Você fica doente e vai ao médico para ele possa lhe dizer o que fazer, como fazer e quando fazer.

Que criação de doença como realidade você está usando para instalar os HEPADs posicionais que está escolhendo? Tudo o que

isso é, vezes um deusilhão, você vai destruir e descriar? Certo e
errado, bom e mau, POD e POC, todas as 9, curtos, garotos e aléns.

Ferramenta: isso me deixa doente

Meu filho ficava doente o tempo todo e então lhe perguntei:
"O que o deixa doente?"

Ele disse: "Muitas coisas me deixam doente."

"Ok" – pensei. "Destrua e descrie isso." Não falei em voz
alta porque ele não gosta de Access Consciousness. Eu lhe
perguntei novamente: "O que o deixa doente?"

Ele respondeu, então eu disse: "Ok. O que mais o deixa
doente? Legal. Consegue se livrar disso?"

Ele disse: "Claro."

E assim continuamos, até que ele não tinha mais respostas.
No dia seguinte, liguei para ele e perguntei: "Como você está
se sentindo hoje?"

Ele disse: "Agora estou bem."

Perguntei: "Você acha que pode estar relacionado ao que
fizemos ontem?"

Ele disse: "O que fizemos ontem?"

Para ele, não havia nenhuma relação.

Onde você está assumindo que algo o deixa doente e que isso
não tem nada a ver com o que está criando sua vida do jeito que
ela é?

O que o deixa doente no seu corpo? Tudo o que isso é, vezes um
deusilhão, você vai destruir e descriar? Certo e errado, bom e mau,
POD e POC, todas as 9, curtos, garotos e aléns.

Envelhecer o deixa doente? Ficar cansado o deixa doente? Ficar sob pressão o deixa doente? Ouvir o que as pessoas dizem sobre o seu peso ou sobre como vive a sua vida o deixa doente? Ouvir que você está errado o deixa doente? Tudo o que isso é, vezes um deusilhão, você vai destruir e descriar? Certo e errado, bom e mau, POD e POC, todas as 9, curtos, garotos e aléns.

CAPÍTULO
10

Envelhecer e ter idade

Uma grande quantidade de energia é requerida para tornar seu corpo tão velho quanto você decidiu que ele é.

Você envelhece seu corpo de acordo com a idade cronológica dele. Quando você tem 10 anos, diz: "Ah! Agora tenho uma idade de dois dígitos". Ao completar 13 anos, diz: "Sou adolescente agora." Aos 18 anos você é outra coisa e aos 19 é diferente.

À medida que você se aproxima de novas idades, você coloca pontos de vista sobre o que significa ter um corpo com essa idade. Você tem pontos de vista sobre como deve ser sua aparência quando tiver uma determinada idade. Alguns desses pontos de vista foram criados quando você era criança. Quando completou dezoito anos, você pode ter dito: "Estou ficando velho" porque, dependendo de onde morava, você podia votar ou comprar bebidas alcoólicas. Ou talvez você tenha decidido que estava envelhecendo quando fez trinta ou quarenta anos.

Aniversários

Ter idade e envelhecer é algo que celebramos desde pequenos. Chama-se aniversário. Você comemora a cada ano que passa e, finalmente, fica velho e morre. Você não celebra a encarnação generativa, que é onde você está vivendo cada dia com a alegria respectiva. Você tem a alegria do seu corpo a cada momento. Isso é muito diferente de focar em ter uma vida ou completar uma etapa da vida.

Percebe que toda vez que comemora seu aniversário (ficando um ano mais velho), você está criando um sistema que faz com que crie a expectativa de vida que tem atualmente e funcione de maneiras que não lhe dão uma vida produtiva? Você comemora a destruição de seu corpo porque lhe dá uma idade e o envelhece cada vez que comemora um aniversário. Esse é o problema de comemorar aniversários. Se você gosta de comemorar, celebre a encarnação generativa todos os anos, em vez de seu aniversário, e veja o que acontece.

Que atualização física da doença terminal, eterna e infecciosa da celebração de envelhecer e ter idade você tem que mantém e condiciona o que você não pode mudar, escolher e instituir como uma encarnação totalmente generativa? Tudo o que isso é, vezes um deusilhão, você vai destruir e descriar? Certo e errado, bom e mau, POD e POC, todas as 9, curtos, garotos e aléns.

Realidades virtuais vibracionais e envelhecimento

A maioria de nós olha para a configuração do nosso corpo com base nas realidades virtuais vibracionais dessa realidade, que nos dizem o que deve acontecer quando chegarmos a uma certa idade. São padrões para o que deve acontecer à medida que envelhecemos. Por exemplo, seus hormônios devem diminuir, o que significa menopausa, fraturas por estresse, osteoporose e todas as coisas que devem acontecer. Dizemos: "Tenho quarenta anos, por isso vou perder a visão. Eu tenho cinquenta anos, então vou perder estrogênio. Eu tenho setenta anos, então vou perder testosterona." Este é o resultado que faz você pensar que não se importa mais com sexo depois de passar pela menopausa ou *"man-o-pause"* (pausa para homens), além de pensar que perdeu o desejo por sexo. Isso ocorre em ambos os lados do jogo, tanto masculino quanto feminino.

É também o que impulsiona a puberdade e, provavelmente, o que faz os homens deixarem crescer pelos nas orelhas, na bunda e no nariz à medida que envelhecem. O equilíbrio hormonal também pode estar relacionado ao motivo pelo qual temos problemas para perder peso ou fazer com que nossos corpos tenham uma forma diferente. Supostamente, paramos de criar hormônios de crescimento, que criam corpos musculosos e tonificados. O fato é que seu equilíbrio hormonal muda de acordo com seu ponto de vista. Se você mudar seu ponto de vista, mudará seus hormônios. Muitas pessoas me disseram que perderam peso depois que mudaram seus pontos de vista, o que sem dúvida mudou o equilíbrio dos hormônios em seu corpo e criou uma realidade diferente. Em outras palavras, quando aceitamos os pontos de vista que todos têm sobre o envelhecimento, criamos os padrões hormonais para nosso corpo.

Alguns anos atrás, minhas articulações estavam ficando rígidas e meus joelhos doíam toda vez que eu subia e descia escadas. Fui a um centro de bem-estar, onde me solicitaram alguns exames de sangue.

O médico disse: "Seu nível de hormônio do crescimento é igual ao de um homem de 85 anos."

Perguntei: "E o que tenho que fazer?"

Ele disse: "Você precisa tomar injeções de hormônio do crescimento humano."

Eu disse: "Tudo bem."

Ele disse: "Depois que começar, terá que tomá-las para sempre."

Perguntei: "É sério? Tenho que tomá-las para sempre?"

Ele disse: "Sim, se começar, terá que mantê-las."

Injetei hormônio do crescimento humano em minha coxa por cerca de 3 meses e, no início do quarto mês, quando fui me perfurar na perna, meu corpo se sacudiu com tanta força que não consegui fazer a agulha entrar. Não importava o que eu fizesse, não conseguia fazer minha perna ficar parada o tempo suficiente para colocar a agulha.

Perguntei ao meu corpo: "Qual é o problema, você não quer?"

Ele disse: "Não!"

Perguntei: "Ok, você pode criar seu próprio hormônio do crescimento?"

O corpo disse: "Sim."

Eu disse: "O quê? O médico disse que isso não é possível."

Meu corpo respondeu: "Não vou tomar essas injeções."

Então, parei de tomar o hormônio do crescimento. Isso foi há vários anos e não tive nenhum problema com meus joelhos desde então. Meu corpo aparentemente está criando seu próprio hormônio de crescimento.

Que atualização física da doença terminal e eterna da criação dos níveis hormonais somente e apenas por meio das VVRs dessa realidade você tem que mantém e condiciona o que você não pode mudar, escolher e instituir como o equilíbrio hormonal, geração e criação do que seu corpo requer e deseja? Tudo o que isso é, vezes um deusilhão, você vai destruir e descriar? Certo e errado, bom e mau, POD e POC, todas as 9, curtos, garotos e aléns.

Todos os pontos de vista que você criou, gerou ou instalou em seu corpo, que o impedem de ter o equilíbrio hormonal que é correto para a geração e criação do seu corpo, você vai agora destruir e descriar? Certo e errado, bom e mau, POD e POC, todas as 9, curtos, garotos e aléns.

Morrendo na flor da idade

Existem pessoas que temem a ideia de envelhecer e decidem que não querem viver além de uma certa idade. Existiu uma sociedade de pessoas que incluía os poetas ingleses Keats, Shelley e Byron, que queriam morrer na beleza de sua juventude. Você quer morrer enquanto ainda é jovem e bonita como Marilyn Monroe? Você não quer morrer velho e feio? Você pode querer verificar com as pessoas que estão morrendo na flor da idade e perguntar:

Que atualização física da doença terminal e eterna de morrer na flor da idade e de ter uma morte linda você tem, que mantém e condiciona o que você não pode mudar, escolher e instituir como uma encarnação totalmente generativa e vida indefinida? Tudo o que isso é, vezes um deusilhão, você vai destruir e descriar? Certo e errado, bom e mau, POD e POC, todas as 9, curtos, garotos e aléns.

Cair morto em (data)

Você instalou o "cair morto em (data)"? Você imprimiu o "cair morto em (data) em sua alma? Em seu corpo? Em sua realidade? Em sua psiquê?

No aniversário de oitenta anos da minha mãe, ela me disse: "Ninguém deveria viver mais do que oitenta e um anos". Foi uma decisão que ela tomou. O pai dela morreu aos oitenta e um anos, depois que seus filhos decidiram que era hora para ele se aposentar. Sem a permissão ou consentimento dele, pegaram os cavalos que ele tinha e os venderam. Ele amava cavalgar seus cavalos e arar seus campos. O velho era durão e provavelmente viveria até os cem anos, mas a perda de seus cavalos o matou.

Quando minha mãe me contou isso, perguntei: "Isso significa que você vai morrer no ano que vem, mãe?"

Ela disse: "Não, só estou lhe contando que ninguém deveria viver além dos 81 anos."

Comecei a visitá-la com mais frequência, sabendo que ela tinha acabado de me dar sua data definitiva. Quando ela tinha oitenta anos e meio, foi operada. Eles a anestesiaram – e a mente dela foi embora. Ela se foi. Mais tarde, descobri que o médico dela a mantinha tomando Valium por 38 anos – um tempo bem prolongado para isso – e a anestesia a levou além dos limites. Ela não ficou competente depois disso. Nós a colocamos em uma casa de repouso e ela começou a morrer. Ela se foi cerca de um mês após seu aniversário de 81 anos. Estava totalmente saudável. Ela tinha grande entusiasmo e vitalidade. Aos oitenta, ela conseguia subir e descer escadas correndo – e poderia me ultrapassar. Entretanto, ela decidiu que deveria morrer aos 81 anos – então, assim foi.

Viver indefinidamente

Nessa realidade, a ideia é que você fica mais velho e mais sábio. Isso é verdade? Você fica mais velho e mais sábio? Ou você fica mais fatigado, cansado e exausto? Você envelhece, fica mais cansado do mundo e se dedica às estruturas sociais. As estruturas sociais tratam de garantir que você não tenha a sensação de que existe uma escolha diferente. Você vai para onde todo mundo está indo. Tornar-se dedicado às normas sociais é matar seu corpo – não gerá-lo. É envelhecer, não é ter uma vida indefinida.

O viver indefinido é diferente da vida eterna. É viver totalmente até você decidir que não quer mais viver. É uma realidade diferente de "Eu não quero morrer". Significa que você pode escolher quando morrer. Você não precisa ser imortal. Você não tem que viver para sempre. Você apenas pode escolher e dizer: "Ok, quer saber? Isso é o suficiente."

Até que chegue esse momento, vou viver indefinidamente. Eu levanto todos os dias e tenho uma pergunta: "O que vou fazer hoje?" Não é: "O que eu tenho que fazer hoje?" Eu não faço coisas que não quero fazer. Isso significa que essas coisas não são feitas? Não. Eu peço a outra pessoa para fazê-las!

Anos atrás, quando eu trabalhava com tapeçaria, fui à casa de uma senhora que estava redecorando. Ela disse: "Tenho noventa e dois anos e posso não viver para ver o fim deste projeto, mas estou redecorando minha casa". Ela se levantava todas as manhãs às seis horas, lia até as oito, depois saía e trabalhava com o jardineiro em seu jardim. Ela era vibrante e ativa. Ainda dirigia e fazia todas as coisas que pessoas dez anos mais novas haviam parado de fazer.

Quando eu estava no ramo de cavalos, por volta dos meus vinte anos, conheci um homem de noventa anos que saía todos os dias para cavalgar em seu cavalo castrado de cinco anos. O cavalo era tão alto – e o homem tão pequeno – que ele tinha que se apoiar em uma caixa de arreios de um metro de altura para montar o cavalo. Ele montava o cavalo e corria para cima e para baixo na avenida. Sempre pensei que ele fosse cair, mas isso nunca aconteceu.

Eu disse: "É onde eu quero estar quando tiver noventa anos. Quero montar e cavalgar, de qualquer maneira." Esse tipo de decisão cria uma vida na qual você é generativo. Você está vivendo indefinidamente. Você não repara como está ficando velho.

Que atualização física da doença terminal e eterna da escolha de CCCRs para criar a existência de estruturas societais que destroem os corpos e não os geram você tem, que mantém e condiciona o que você não pode mudar, escolher e instituir como uma encarnação física radicalmente diferente? Tudo o que isso é, vezes um deusilhão, você vai destruir e descriar? Certo e errado, bom e mau, POD e POC, todas as 9, curtos, garotos e aléns.

Juvenescer

No momento, funcionamos a partir do ponto de vista de que envelhecemos a cada ano. E se isso não fosse verdade? E se você não tivesse que ter sua "suposta" idade? E se você tivesse idade suficiente para ter uma vida indefinida – não como a configuração dessa realidade? E se um "ano" não fosse uma forma apropriada de medição? E se ficássemos mais jovens ano após ano? Totalmente radical, a encarnação generativa pode ser capaz de reverter o fluxo do envelhecimento. Você pode querer considerar isso como uma possibilidade.

Que atualização física da doença terminal e eterna da criação de envelhecer os corpos e ter idade somente e apenas por meio de realidades virtuais vibracionais desta realidade você tem que mantém e condiciona o que você não pode mudar, escolher e instituir como uma encarnação física radicalmente diferente? Tudo o que isso é, vezes um deusilhão, você vai destruir e descriar? Certo e errado, bom e mau, POD e POC, todas as 9, curtos, garotos e aléns.

Que criação de corpos como envelhecimento, ter idade, decaindo e degenerando como a realidade você está usando para instalar os HEPADs posicionais que está escolhendo para não ter vida indefinida? Tudo o que é, vezes um deusilhão, você vai destruir e descriar tudo? Certo e errado, bom e mau, POD e POC, todas as 9, curtos, garotos e aléns.

Uma mulher sábia

Anos atrás, eu estava em Hollywood e vi a atriz Mae West. Ela estava na casa dos oitenta e tinha feito tantos procedimentos que não tinha nenhuma ruga, mas havia perdido toda a mobilidade de seu rosto. Ela não conseguia sorrir. Tudo o que ela conseguia fazer era abrir a boca para falar e piscar os olhos, que eram bastante maquiados com cílios postiços. Ela usava espartilho, um vestido e um casaco de pele. Ela parecia uma figura de cera do Madame Tussauds. Por que as pessoas acham que isso é atraente? É como se elas estivessem tentando se fixar em um momento no tempo. E se você decidir se fixar em um momento no tempo, onde você viveria? Você estaria vivendo *naquele momento* ou estaria vivendo *o presente*? Meu ponto de vista é que você deveria viver o presente.

Uma mulher sábia é aquela que não tem nenhum ponto de vista sobre sua aparência. Ela é eterna e atemporal. Ela pode se vestir de maneira sexy, ter uma boa aparência e fazer todas as coisas certas, mas não se importa com isso. Ela vai cuidar do cabelo e talvez tingi-lo? Pode ser. Ela vai se vestir com roupas escandalosas? Às vezes. Ela fará o que for necessário? Sim, porque ela é uma líder no movimento feminino e não uma seguidora. Se tentar se tornar a versão de mulher de Joan Rivers, você será uma seguidora. Você tenta aparentar trinta e cinco anos para sempre. Por que você gostaria de fazer isso? O mesmo é verdadeiro para os homens sábios.

* * *

Processos adicionais que você pode fazer

Que atualização física da doença terminal e eterna da criação de corpos entre 18 e 80 você tem, que mantém e condiciona o que você não pode mudar, escolher e instituir como a criação do seu corpo? Tudo o que isso é, vezes um deusilhão, você vai destruir e descriar? Certo e errado, bom e mau, POD e POC, todas as 9, curtos, garotos e aléns.

Que atualização física da doença terminal e eterna da criação da configuração de corpo somente e apenas por meio de realidades virtuais vibracionais desta realidade você tem, que mantém e condiciona o que você não pode mudar, escolher e instituir como uma configuração totalmente diferente do seu corpo? Tudo o que isso é, vezes um deusilhão, você vai destruir e descriar? Certo e errado, bom e mau, POD e POC, todas as 9, curtos, garotos e aléns.

Que atualização física da doença terminal e eterna da escolha de CCCRs para a criação de uma linha do tempo e dos sinais no seu rosto você tem, que mantém e condiciona tudo o que você não pode mudar, escolher e instituir como um rosto liso e jovem? Tudo o que isso é, vezes um deusilhão, você vai destruir e descriar? Certo e errado, bom e mau, POD e POC, todas as 9, curtos, garotos e aléns.

Que criação de uma deficiência visual como realidade você está usando para instalar os HEPADs posicionais que está escolhendo sobre o que você não está disposto a perceber, saber, ser e receber? Tudo o que isso é, vezes um deusilhão, você vai destruir e descriar? Certo e errado, bom e mau, POD e POC, todas as 9, curtos, garotos e aléns.

Que criação de uma diminuição da capacidade auditiva como realidade você está usando para instalar os HEPADs posicionais que está escolhendo para não perceber, saber, ser e receber? Tudo o que isso é, vezes um deusilhão, você vai destruir e descriar? Certo e errado, bom e mau, POD e POC, todas as 9, curtos, garotos e aléns.

Aqui vai mais um para você que, como eu, está envelhecendo. Você pode usar esse como um Botox de Access:

Que atualização física da doença terminal e eterna da escolha de CCCRs para a criação do estresse para definir as linhas no seu rosto você tem, que mantém e condiciona a prova de sabedoria de vida? Tudo o que isso é, vezes um deusilhão, você vai destruir e descriar? Certo e errado, bom e mau, POD e POC, todas as 9, curtos, garotos e aléns.

Comecei a executar o processo abaixo em mim e, de repente, fiquei com mais energia. Meus tendões não doíam tanto e eu não me sentia tão velho. Experimente e veja o que acontece com você.

Que criação de corpos como envelhecer, ter idade, degenerar e decair como realidade você está usando para instalar os HEPADs posicionais que está escolhendo para a morte? Tudo o que isso é, vezes um deusilhão, você vai destruir e descriar? Certo e errado, bom e mau, POD e POC, todas as 9, curtos, garotos e aléns.

CAPÍTULO
11

Apropriando-se do seu dinheiro, do seu corpo e da sua vida

Tudo o que está relacionado a dinheiro
tem a ver com cuidar do seu corpo.
E tudo o que está relacionado ao seu corpo
tem a ver com cuidar do seu dinheiro.

Eu sempre achei que havia uma correlação entre dinheiro e corpo, mas não tinha percebido que essa associação era profunda, ao ponto que uma amiga e eu nos demos conta de como ela nunca teve o próprio dinheiro. Ela tinha o ponto de vista que, se recebesse dinheiro pelo trabalho que fazia, estaria pegando algo que não deveria. Isso é insano, mas temos mais pontos de vista insanos do que pontos de vista sãos (caso você não tenha notado). Fizemos um processo sobre isso e, cerca de uma semana depois, ela disse: "Não entendo. Meu corpo perdeu dois quilos na última semana."

Ela teve outro resultado muito interessante. Ela sempre foi bagunceira. O lugar onde vivia era uma desordem total; as coisas dela viviam espalhadas e tudo ficava uma bagunça. Depois que fizemos esse processo, ela começou a guardar as coisas. Ela começou a pendurar suas roupas. Tudo estava dobrado ordenadamente.

Ela disse: "O caos que eu costumava criar em minha vida não existe mais. Agora eu gosto quando tudo fica limpo, arrumado e ordenado."

Eu disse: "Isso é porque agora você possui seu dinheiro, seu corpo, suas coisas e seu espaço. Tudo em relação ao dinheiro tem a ver com cuidar do seu corpo – e tudo sobre o seu corpo tem a ver com cuidar do seu dinheiro."

Se você não se apropria do próprio dinheiro, não pode se aproriar do próprio corpo. Você precisa de dinheiro para cuidar de suas roupas, de sua comida e do seu carro. Todas essas coisas estão relacionadas ao seu corpo. Eles não estão relacionados a você, o ser. E todas elas requerem dinheiro. Dinheiro tem a ver com cuidar do seu corpo; não é nada além disso. Noventa e nove por cento das coisas que você faz com dinheiro têm a ver com cuidar do seu corpo.

Quando não tem a percepção de que possui seu próprio dinheiro, não confia em si mesmo para gerá-lo. Também é provável que você não seja o dono do seu corpo. Você pode nem saber o que significa ter seu corpo. Quando criança, você recebia dinheiro, mas não tinha permissão para gastá-lo da maneira que queria? Disseram para você ficar no controle de seu corpo, mas foi obrigado a ir para a cama quando não queria? Você foi forçado a comer o que não gostava? Isso tira a sua sensação de poder em relação ao seu corpo. Você não vê que tem escolha com seu corpo ou controle real sobre ele. Você pode nem ter um desejo verdadeiro por essas coisas. Tudo isso se trata de não se apropriar do seu corpo.

Você tem o ponto de vista de que não gosta de determinada parte do seu corpo? Isso é uma indicação de que você não se apropria do seu corpo. Pergunte: **"De que parte do meu corpo eu me aproprio?"** Muitas pessoas, que são muito intelectuais, têm o ponto de vista de que a única parte do corpo que possuem é a cabeça. Essa é a parte que elas acham que controlam. Se cresceram em uma família em que não tinham permissão para controlar o próprio corpo, elas descobriram que sempre podiam controlar as coisas na cabeça. Elas se concentravam no que poderiam pensar – o que poderiam fazer com a cabeça – que ninguém mais conseguiria ver ou perceber. Essas são as maneiras pelas quais começamos a abdicar da propriedade de nosso corpo.

Quando meus filhos eram mais novos, eu os deixava controlar seus corpos ao máximo. Uma vez, quando meu filho mais novo tinha dois anos, eu lhe disse que era hora de ir para a cama.

> Ele disse: "Cama, não! Assistir TV!"
> Eu disse: "Agora é realmente a hora de ir para a cama. Você está pronto para ir para a cama?"
> Ele disse: "Não!"
> Eu disse: "Bem, ok, vou para a cama. Vejo você pela manhã. Apague as luzes quando terminar."

Cerca de meia hora depois, ele apagou as luzes e se deitou. Foi a última vez que ele brigou comigo sobre ir para a cama porque percebeu que estava sozinho e ele não gostou muito disso. Hoje ele é alguém que se apropria do seu corpo.

Algumas pessoas não são se apropriam do próprio corpo quando o assunto é comida. Muitos de nós fomos obrigados a comer tudo o que havia em nossos pratos. Quando alguém lhe impõe o que tem que comer, você desiste de se apropriar de seu corpo. Quando minha filha mais nova nasceu, eu estava cansado demais para me preocupar com o que ela comia. Eu dizia: "Vá até a geladeira e pegue o que quiser". Ela bebia Coca-Cola quando tinha três anos, mas logo depois disso, quando pôde comer o que quis, passou a comer vegetais. Ela agora come melhor do que todos os meus outros filhos, porque os outros lutaram contra a "comida saudável" que eu tentei impor a eles – e ela podia comer o que seu corpo desejasse. Ela beliscava o dia inteiro. As crianças vão beliscar o dia todo – se você permitir. Você tinha permissão para fazer lanchinhos quando criança? Ou você tinha que se sentar para as refeições e comer os quatro grupos de alimentos por dia?

Que energia, espaço e consciência você e seu corpo podem ser para você possuir seu dinheiro com total facilidade? Tudo o que não permite que isso apareça, vezes um deusilhão, você vai destruir e descriar? Certo e errado, bom e mau, POD e POD, todas as 9, curtos, garotos e aléns.

Que atualização física da doença terminal e eterna de escolha de CCCRs para a criação de nunca se apropriar de seu próprio dinheiro ou se apropriar de seu próprio corpo você tem, que o mantém e condiciona no que você não pode ser, fazer, ter, criar, gerar, mudar, escolher e instituir como a realidade do seu corpo? Tudo o que isso é, vezes um deusilhão, você vai destruir e descriar? Certo e errado, bom e mau, POD e POD, todas as 9, curtos, garotos e aléns.

Padrões repetitivos

Anos atrás, observei minha vida e percebi que continuava fazendo sempre as mesmas coisas. Eu conseguia ver os padrões repetitivos que eu mantinha. Comecei a perguntar: "Como diabos eu cheguei ao lugar onde tudo permanece igual, em vez de se tornar o que poderia ser?" Todos nós temos padrões repetitivos em nossas vidas. Também temos padrões repetitivos com nossos corpos. Entramos no piloto automático e criamos nosso corpo a partir de padrões repetitivos, como se isso criasse possibilidades, mas não cria. Mantemos padrões repetitivos em vez de escolher mudar. Usamos nossos padrões quando nos desconectamos da consciência. Esses padrões são baseados nos propósitos e sistemas supostamente corretos que a sociedade estabeleceu no planeta Terra. Quando você se engessa em padrões repetitivos, não está se apropriando do seu corpo, seu dinheiro ou sua vida.

Recentemente, conversei com uma mulher sobre padrões repetitivos e ela me disse: "O que vem à tona para mim como um padrão repetitivo é o casamento." Agora existe um padrão repetitivo! Existem até juramentos e votos na cerimônia de casamento, com os quais você concorda em manter até que a morte os separe. Pode ser que, em muitas vidas diferentes – incluindo esta – você tenha dado o controle de seu corpo e seu dinheiro a outra pessoa, seja por meio do casamento, amizade, relacionamento, sexo ou cópula. Existem milhares de maneiras de fazermos isso.

A agenda secreta tradicional do casamento é que se você é uma mulher e tem bens, você os dá ao seu homem. Se o seu homem tem propriedades, ele não lhe dá nada. Você, como mulher, é um produto sem valor, a menos que tenha filhos. Isso seria se apropriar ou não se apropriar do seu próprio corpo? Se você não tiver filhos, não se apropria do seu corpo. E se tiver filhos, você não se apropria do seu corpo – porque seus filhos o possuem agora. Essa é realmente uma situação ganha-ganha, não é? Os filhos, por sua vez, esperam que você cuide deles. Eles esperam que você cuide de todos os problemas físicos e de todas as dificuldades deles, o que significa que você se apropria do corpo deles. E eles passam a se apropriar do seu corpo ou a ter controle sobre o seu dinheiro e o seu corpo. No final, ninguém ganha.

Se você é mulher e passou os últimos 10.000 anos se casando e desistindo de sua propriedade como um padrão repetitivo, é provável que você faça isso de novo nesta vida, porque é assim que é feito. É como se fosse algo normal, mas nada tem que ser normal. Tudo deve ser maleável, mutável e modificável. Infelizmente, não é assim que a maioria de nós funciona. Eu conheço muitas mulheres que abrem mãos de suas vidas por suas famílias e seus maridos e, depois, ficam ressentidas. Elas se divorciam e odeiam o ex-marido, mas não foi ele quem as fez desistir da vida. Elas escolheram desistir.

Eu percebi que em algumas famílias o ciclo de abuso é consistente e repetitivo. As pessoas estão dispostas a sofrer abuso em todos os relacionamentos em que estão envolvidas. Elas passam por um relacionamento após o outro – e todos eles são abusivos. Elas continuam escolhendo isso, porque esse é o ciclo que viram e o ciclo que viveram – e é a partir desse ciclo que funcionam. É um padrão repetitivo.

A maioria das pessoas assume um relacionamento semelhante ao relacionamento que tinham no início de suas vidas, seja abusivo ou construtivo. Ao fazer isso, você não está se apropriando de seu corpo. Não está criando ou escolhendo seu corpo – ou sua vida.

Que atualização física da doença terminal, eterna e infecciosa da escolha de CCCRs para a criação de padrões repetitivos consistentes para a criação de corpos e vida você tem, que mantém e condiciona

151

o que você absolutamente não pode ser, escolher e instituir como uma possibilidade, escolha e vida totalmente diferentes? E tudo o que isso é, vezes um deusilhão, você vai destruir e descriar? Certo e errado, bom e mau, POD e POC, todas as 9, curtos, garotos e aléns.

Quanto do que você faz com seu corpo é um padrão repetitivo? Todos os padrões repetitivos que você tem feito a cada vida para criar corpos, você vai destruir e descriar? Certo e errado, bom e mau, POD e POC, todas as 9, curtos, garotos e aléns.

Dinheiro herdado

Você já observou pessoas que herdam dinheiro? Notou que, muitas vezes, elas encontram rapidamente maneiras de se livrar dele? Elas investem mal, doam ou encontram uma maneira de perdê-lo. Nunca ter seu próprio dinheiro é uma das razões pelas quais você se livra dele quando o herda. Você decidiu que não pode possuir algo que não criou. Você não possui o dinheiro herdado e também não possui o seu corpo, porque seus pais são responsáveis pela criação dele. Este é outro padrão repetitivo de geração em geração, vida após vida.

Um ser infinito escolheria fazer a mesma coisa mais de uma vez? Provavelmente não, mas continuamos com os padrões repetitivos como se fossemos ficar bem, melhorar ou conseguir algo. Eu só não sei o que esse "algo" representa. Viver não é seguir o padrão. É sobre acompanhar o fluxo de energia.

Que energia, espaço e consciência você e seu corpo podem ser que lhe permitiria ser a energia alegre e expansiva que você verdadeiramente é? Tudo o que isso é, vezes um deusilhão, você vai destruir e descriar? Certo e errado, bom e mau, POD e POC, todas as 9, curtos, garotos e aléns.

Você tem que ser a energia de tudo

A ideia é que, para *ter* qualquer coisa, você precisa estar disposto a *ser* qualquer coisa. Você tem que ser a energia de tudo. Quando compra a ideia de que não se apropria de seu próprio dinheiro ou não se apropria seu próprio corpo, você essencialmente nega tudo o que você verdadeiramente é como um ser infinito. Em vez de ser quem é, você cria padrões repetitivos como se eles representassem quem você é.

Que padrões repetitivos você e seu corpo têm que o mantém em existência? Tudo o que isso é, vezes um deusilhão, você vai destruir e descriar? Certo e errado, bom e mau, POD e POC, todas as 9, curtos, garotos e aléns.

O padrão do "não" como primeira resposta

Quando você era criança, talvez tenha aprendido que só conseguiria ter a sensação de se apropriar de sua vida, de seu corpo ou de seu dinheiro quando dizia "não". Você aprendeu que ser negativo é a maneira de ter uma noção de si. Tornou-se um padrão repetitivo. Isso explicaria por que as pessoas sempre optam por se fazerem de erradas. Elas olham para o negativo de si mesmas em vez de verem que têm valor. Eles olham para o que está errado, pois é assim que criam uma noção da sua própria realidade.

Quantos padrões repetitivos você tem para manter a criação negativa de você como VOCÊ? Tudo o que isso é, vezes um deusilhão, você vai destruir e descriar? Certo e errado, bom e mau, POD e POC, todas as 9, curtos, garotos e aléns.

Esse é um processo poderoso. Talve você queira fazê-lo umas 30 vezes ao dia, por 30 dias. E aqui está mais um:

Que padrões repetitivos de negatividade você está usando para criar seu corpo? Tudo o que isso é, vezes um deusilhão, você vai destruir e descriar? Certo e errado, bom e mau, POD e POC, todas as 9, curtos, garotos e aléns.

Sendo o mestre do seu destino

Algumas pessoas identificam equivocadamente a negatividade como a fonte de quem são e, portanto, a criam como um padrão repetitivo, mas a negatividade não é a fonte. VOCÊ é a fonte. Você é a fonte por trás da negatividade. Você é a fonte da criação do seu corpo, da sua vida, do seu viver e do seu dinheiro.

Há alguns anos, assisti a um filme chamado Invictus, que é sobre Nelson Mandela, um homem verdadeiramente incrível, que não se criou a partir da negatividade. O título do filme foi tirado de um poema do poeta inglês William Ernest Henley. É sobre ser oprimido, destruído e ainda saber que você é o mestre de seu destino e o capitão de sua alma. Esse poema ajudou Nelson Mandela a passar pelos 27 anos de trabalhos forçados e confinamento em uma cela de 3m² na prisão. Eu recomendo fortemente esse filme, pois trata de como aumentar a vontade de ser grandioso. Também mostra como Mandela perdoou as pessoas que lhe fizeram isso. Acho que ele era grato a elas por inspirá-lo a ser a força que de fato era. Por causa dessa experiência, ele estava disposto a ver o mundo de um ponto de vista totalmente diferente.

Se estivesse disposto a olhar para o mundo de um lugar totalmente diferente e disposto a ser tudo o que você é, quanto você mudaria seu corpo? Quanto você mudaria suas finanças? Quanto você mudaria sua realidade?

Tudo o que isso é, vezes um deusilhão, você vai destruir e descriar? Certo e errado, bom e mau, POD e POC, todas as 9, curtos, garotos e aléns.

"Isso é um desastre"

Quando algo "termina", nunca é o fim. É uma transmutação em algo que será maior. Quando algo vai em uma direção que você não deseja, perceba que uma porta se abriu para uma nova possibilidade. Não se mova para uma perspectiva repetidamente negativa como "isso é um desastre" ou "tudo virou fumaça". Esse é o padrão repetitivo de destruição da vida. Aprendi há muito tempo que sempre que algo parecia um desastre, era hora de sair e comemorar – porque era o início de uma nova possibilidade.

Uma amiga minha foi demitida de seu emprego bem remunerado. Eu disse: "Venha, vamos sair e comemorar!" Ela estava tão deprimida que não queria comemorar, mas eu disse: "Você está saindo para comemorar!" Saímos e comprei uma garrafa de champanhe e um bolo para ela. Eu disse: "Este é o início de uma vida totalmente nova para você!"

Ela disse: "Eu nunca vi dessa maneira!"
Eu disse: "Você não foi demitida. Você só abriu uma porta velha para uma nova possibilidade."

Se você não começar a viver sua vida, não a terá. Agora é a sua chamada de emergência. Essa é uma emergência! A maioria das pessoas grita: "Emergência! Emergência!" e então voltam ao padrão repetitivo de "Blá, blá blá! Preciso de uma ambulância!"

Não se torne a ambulância do *blá*. Tenha um ambulatório. Mexa-se. Comece a criar sua vida. É uma emergência agora! Se não houver vida neste planeta, em breve o lugar vai secar e explodir. Precisamos fazer com que algumas pessoas vejam o mundo de um lugar diferente!

Quando desbloquear suas limitações acerca de não se apropriar de seu corpo e de seu dinheiro, você começará a confiar mais em si mesmo. Em algum ponto, você e seu corpo começarão a ser a mágica que realmente são. Você entrará em um mundo totalmente novo. As coisas que estava fazendo e as coisas às quais estava se apegando não se encaixarão na nova vida que você está criando, então elas terão que sair.

Acertando

Sempre que você está em um padrão repetitivo, não está fazendo uma escolha e nem fazendo uma pergunta. Em vez disso, você está fazendo uma escolha e tentando acertar, o que é um julgamento – e quando você julga, está escolhendo não perceber, saber, ser e receber tudo o que é possível. Em vez disso, você tenta descobrir o que está acontecendo com as outras pessoas, para que possa acertar e se encaixar no que elas esperam.

O vício é um dos elementos dos padrões repetitivos. Pessoas que têm algum vício tendem a repetir as mesmas ações indefinidamente quando estão em circunstâncias semelhantes. Elas fazem escolhas baseadas na circunstância em que se encontravam que era semelhante à situação atual, então acham que vão obter um resultado diferente. A maioria de nós faz isso. Temos a tendência de acreditar que devemos fazer a mesma coisa repetidamente e, eventualmente, vamos acertar. Não! Não se trata de acertar, mas de ter consciência do que nossas escolhas realmente vão criar e saber o que gostaríamos de criar.

Ferramenta: escolhendo para consciência

Há uma maneira de não continuar voltando aos padrões antigos. Trata-se de escolher para consciência. Você faz uma escolha. E diz:

- Ok, estou fazendo essa escolha e isso abre a porta para algumas potencialidades.

Então, você faz uma pergunta:

- Aonde posso ir a partir daqui? Ou: O que vem a seguir? Ou: O que mais é possível?

Quando essa pergunta se cruza com esse potencial, uma nova realidade é criada.

Que atualização física da doença terminal e eterna da escolha de CCCRs para a criação de padrões de vida e corpo consistentes e repetitivos você tem, que mantém o que você não pode mudar, escolher e instituir como escolha, possibilidade e vida totalmente diferentes? Tudo o que isso é, vezes um deusilhão, você vai destruir e descriar? Certo e errado, bom e mau, POD e POC, todas as 9, curtos, garotos e aléns.

Se quer criar algo diferente, você tem que fazer algo diferente.

Ferramenta: incrementos de 10 segundos

Viver é ser em incrementos de dez segundos a cada momento, para que você fique presente com tudo que ocorre e seja capaz de acessar coisas diferentes, se assim escolher. É sobre estar na escolha – não no julgamento. Quando vive em incrementos de dez segundos, você torna todas as escolhas boas por dez segundos. Você escolhe algo. Talvez sua escolha seja estúpida. O que fazer, então? Você pergunta: "Bem, o que eu gostaria de escolher agora?" Você pode dizer: "Ok, essa é uma escolha melhor". Ou pode dizer: "Isso não é bom o suficiente." Então o que você faz? Você pergunta: "O que mais eu gostaria de escolher?"

Você não precisa se limitar aos resultados de sua escolha, apenas escolhe novamente. Se decidisse ficar com alguém por incrementos de dez segundos, quanto tempo ficaria com essa pessoa? Dez segundos. E então o que você faz? Escolhe novamente. Você quer ficar mais dez segundos? A maioria das pessoas pensa que está fazendo suas escolhas para sempre. Naqueles primeiros dez segundos, elas fazem a escolha de ficarem juntos – e, então, se casam e vivem infelizes para sempre.

Eu mantenho minha vida em incrementos de dez segundos, tanto quanto possível. Procuro a alegria e a aventura. Cada dia é uma coisa nova. Dez segundos é muito tempo.

Anos atrás, um garotinho apareceu na casa da nossa vizinha. Ele tinha sete anos. Nossa vizinha nunca o havia visto antes, então lhe perguntou: "Onde você mora?"
Ele disse: "Lá na frente, bem longe."

Ele morava perto, mas na perspectiva dele, era bem longe. Acontece que o menino tinha leucemia e morreu muito jovem. Ele costumava visitar idosos que estavam no hospital e dizia a eles: "Estou morrendo, mas não é tão ruim. É fácil. Não se preocupe com isso. Você ficará bem quando morrer." Ele estava tentando dar a eles a consciência de que não há problema em morrer. O ponto de vista dele era: "Você tem que estar presente neste momento". Ele estava vivendo em incrementos de dez segundos.

Ontem, encontrei uma jovem para montar meu cavalo enquanto estou viajando. Um amigo com quem cavalgo ficou surpreso, porque resolvi num piscar de olhos! Eu não entrevistei um milhão de pessoas, nem pensei por dias sobre quem escolher.

Tudo que fiz foi perguntar ao cavalo: "Essa mulher pode montá-lo? Você quer que ela o monte?"
Meu cavalo disse: "Sim."
"Ok, está bem. Feito!" Simples assim.

Isso é viver em incrementos de dez segundos. Posso mudar de ideia amanhã? Com certeza, porque não estou preso à escolha que fiz. Funciona ou não funciona.

Faça o seguinte: você tem dez segundos para viver o resto de sua vida. O que você escolhe? Ok, esses dez segundos acabaram. Você tem dez segundos para viver o resto de sua vida. O que você escolhe? Bom, esses dez segundos acabaram. Você tem dez segundos para viver o resto de sua vida. O que você escolhe? A maioria das pessoas tem duas opções dadas a elas – e acham que devem escolher entre essas duas coisas. A terceira escolha é a que elas realmente desejam, mas nunca tiveram permissão para ficar com essa escolha. Quando vive em incrementos de dez segundos de escolha, você percebe o seguinte: "Ah, posso escolher de novo, de novo e de novo". Você tem mais de três opções disponíveis. Você começa a criar sua vida a partir daí. Ou você tenta solidificar sua vida em um padrão consistente, um ponto de vista ou um julgamento que o torna "certo". Viver em incrementos de dez segundos é uma maneira totalmente diferente de viver.

Você tem que fazer uma escolha

Você limita a alegria que pode ter? Você está disposto a amar a vida apenas até certo ponto? Se superar esse obstáculo, você surta e volta às suas limitações? Esta é uma escolha que você faz. Você precisa reconhecer o que está escolhendo. Você vai escolher entrar em pânico toda vez que chegar perto do prazer total e da tranquilidade total - ou não? Conheço pessoas que chegam ao ponto em que estão prestes a ganhar muito dinheiro e sempre destroem suas possibilidades. Por quê? Elas acreditam que ter esse tipo de prazer com o dinheiro seria errado. Isso está errado? Não, é apenas uma escolha. Você tem que perguntar: **"Como eu gostaria de viver minha vida?"**

O que faz a vida valer a pena para você? O que vem à tona para você? Diversão? Alegria? Paz e facilidade? Ser criativo? Você quer viver uma vida com possibilidades amorosas e alegres. Todas as coisas que fazem a vida valer a pena – você está vivendo isso?

Justificando suas escolhas

Às vezes, as pessoas dizem coisas como: "Eu entendo o que você está dizendo sobre a escolha, mas ainda permito que as limitações das outras pessoas ou seus pontos de vista me parem."

Eu respondo: "Você não permite que os pontos de vista de outras pessoas o parem! Você simplesmente opta por se parar. Você é o único que pode se parar."

Então elas dizem algo como: "Bem, estou me impedindo de escolher isso porque..."

Eu entro neste ponto e digo: "Pare quando você chegar ao "porque". Qualquer coisa que vier depois do porque é a sua justificativa. Você continua justificando os motivos de escolher algo para que possa torná-lo sólido e real, como se essa fosse a única escolha que você tem."

Você tem um ponto de vista de que a vida é assim, mas a vida não tem que "ser assim". E se realmente não for assim? Você trancou o "a vida é assim" com os HEPADs posicionais que escolheu. Isso não é verdade. Pode ser diferente.

Já que sabe que "as coisas são assim", você não tem que mudar e não tem que escolher. Tudo o que isso é, vezes um deusilhão, você vai destruir e descriar? Certo e errado, bom e mau, POD e POC, todas as 9, curtos, garotos e aléns.

Você já ouviu alguém dizer: "Bem, eu escolhi isso. Agora tenho que aguentar"?

Eu respondo: "Por que você tem que aguentar? Há outras escolhas. Que outras escolhas você tem?"

Então, me perguntam: "O que você quer dizer?"

Eu digo: "Você pode jogar fora, doar, ir embora."

E me dizem: "Não, não posso fazer isso de jeito nenhum!"

Eu pergunto: "Por que não?"

E me dizem: "Porque coloquei meu dinheiro nisso."

Eu digo: "Isso não significa nada. Você está tornando o dinheiro mais importante do que viver?"

Você gastou dinheiro em sua educação? Se não era certo para si, você se afastou ou tentou provar que era certo fazer todas as coisas que aprendeu? Você odiava tanto a carreira que escolheu que não queria trabalhar nessa área? Você se forçou a fazer isso de qualquer maneira? Você disse: "Bem, eu tenho que fazer isso, porque coloquei todo esse dinheiro, tempo e energia para aprender como fazer isso. Eu tenho que provar que foi a escolha certa"?

Vejo pessoas fazendo isso nos relacionamentos. Elas sabem que o relacionamento não está funcionando, mas ficam nele mesmo assim.

> Pergunto: "Há quando tempo você está casada?"
> A pessoa responde: "Há 20 anos, mas não está funcionando."
> Pergunto: "Por que você não faz algo diferente?"
> A pessoa diz: "Não, tenho que provar que funciona. Tenho que provar que fiz a escolha certa."

Legal, não é? E se você percebesse, depois de fazer tudo isso, que foi algo estúpido? Em vez de se forçar a continuar e se você simplesmente se perguntasse: "O que eu gostaria de escolher agora?"

Escolhendo a partir do Reino de Nós

E se você fizesse escolhas a partir do Reino de Nós? O Reino de Nós diz respeito a nós, como os seres que somos, e o que desejamos criar. O verdadeiro poder do Reino de Nós é ser capaz de escolher o que funciona para nós e para todos os outros. Escolher por você pode ser escolher pelo Reino de Nós. Você inclui todas as outras pessoas em sua vida quando você escolhe. Você escolhe o que funciona para você e para todos os outros.

A maioria de nós aprendeu que a única vez que escolhemos por nós mesmos é quando escolhemos contra outra pessoa. Achamos que escolher contra outra pessoa é escolher por nós mesmos. Não é. Escolher no Reino de Nós dá a você muito mais liberdade do que escolher contra o ponto de vista de outra pessoa.

Uma vez, Dain ganhou uma TV nova, com tudo o que tinha direito. Minha filha lhe perguntou se ela e sua amiga poderiam assistir a um filme naquela TV enquanto estivéssemos fora da cidade.

Dain disse com uma voz severa: "Sim, mas é bom você tomar muito cuidado, mocinha."
Perguntei: "Dain, como você era tratado quando seus pais adquiriam algo novo?"
Ele disse: "Eles costumavam me dizer esse tipo de coisa."
Perguntei: "Como seria se você tratasse os outros do jeito que você *deveria* ter sido tratado, não do jeito que você *foi* tratado? Você sempre foi uma criança responsável?"
Ele disse: "Sim, sempre tomei conta de tudo."
Perguntei: "Você acha que minha filha é uma criança responsável?"
Ele disse: "Sim, ela é."
Perguntei: "Então por que você não a trata do jeito que você deveria ter sido tratado?"
Dain chamou minha filha e disse: "Você pode assistir à minha TV sempre que quiser." – e o mundo dele instantaneamente se expandiu.

O mundo da minha filha não se contraiu por causa do que ele disse, porque ela sabe que é responsável, mas o mundo dele se contraiu quando tentou ensinar a ela uma lição baseada no que seus pais tentaram lhe ensinar. Não é assim que tem que ser! Para criar o mundo que você gostaria de ter, precisa escolher como deveria ter sido tratado, não como foi tratado. Sempre expande você. Esse é o Reino de Nós – saber o que foi feito a você e o que poderia ter sido feito por você e, então, escolher a partir disso.

O que se requer para gerar uma vida extraordinária, que funciona para você e sua família?

Você está tentando encontrar uma razão para viver?

Às vezes, as pessoas me dizem que estão tentando encontrar uma razão para viver. Eu pergunto: "O que significa a palavra *viver*? Que tipo de palavra é *viver*?" É um verbo. E o que é um verbo? É uma ação. Você está vivendo – vivendo de fato – ou está ocupado procurando sua vida? Você conta a si mesmo uma história sobre como não pode, não vai e não deveria? Você diz a si mesmo: "Bem, eu deveria conseguir, mas não posso porque___"? Ou a cada dez segundos é uma alegria para você? A cada dez segundos é uma nova possibilidade?

O que o para? Você.
O que me para? Eu.
Se não começar a viver a vida, não terá uma vida.

CAPÍTULO
12

Humanos e humanoides

Você se cria como humano quando você não o é de fato.
Você é um humanoide.
E até mesmo dizer que você é um humanoide
é um ponto de vista limitado.
Você, na verdade, é um ser infiito.

A verdade é que você é um ser infinito com um corpo infinito. Você é energia, espaço e consciência – e você criou uma estrutura molecular (seu corpo) que mantém consolidada para que as pessoas o vejam. Você continua tentando se criar como sólido e "real", para que então possa estar de acordo com todos os demais nessa realidade, mas isso não é o que você verdadeiramete é. Quando tenta ser como as outras pessoas, você tem que criar a mesma dor, solidez e limitações que elas têm nas próprias vidas. Para fazer isso, você tenta se tornar humano quando, na realidade, você é um humanoide.

Os humanos são, basicamente, chumbo. A maioria deles não é energia, espaço e consciência. Eles gostam da vida pesada. Eles acreditam que a miséria adora companhia e eles são miseráveis, para que possam ter companhia e ser como todo mundo. Você estaria disposto a deixar de lado o seu ponto de vista de "a miséria adora companhia" e se tornar tão leve e arejado que ninguém quer estar perto de você? Você estaria disposto a ser o humanoide que verdadeiramente é?

A ideia de que ninguém vai querer ficar perto de você é, na verdade, uma mentira. Quando você está leve o tempo todo, as pessoas adoram ficar perto de você. Na verdade, ninguém quer voltar para casa. As pessoas vêm à nossa casa e dizem: "Ah, adoro estar com você. É tão bom aqui." Elas chegam à porta e dizem: "Oi, acabei de passar por aqui para tomar uma xícara de chá". Quatro horas depois, enquanto os levo até a porta da frente, digo: "Foi muito bom receber você."

Humanoides criam as possibilidades grandiosas?

Você pode ter visto pessoas que vivem da maneira que você gostaria de viver. A vida delas é sobre ter a elegância e a estética da vida, desfrutar da aventura da vida ou fazer coisas que tornam o mundo um lugar melhor. Essas pessoas são humanoides. Os humanoides estão dispostos a ter mais, ser mais e fazer mais. Eles criam o que há de grandioso na arte, literatura, as grandes possibilidades e ideias. É você. Como eu sei disso? Porque você está lendo este livro!

Digamos que você tenha uma ideia brilhante, que fará com que as pessoas ganhem mais dinheiro. Você diz: "Ei, tive uma ótima ideia". Os humanos dizem: "Não, você não pode fazer isso. Nós não vamos mudar. Sempre fizemos as coisas dessa maneira e é assim que sempre as faremos." Os humanos sempre têm o ponto de vista de: "Não, você não pode fazer isso." Quando isso acontecer, você pode se julgar como errado. Você não está errado

– é apenas o fato de que os humanos tendem a julgar os outros e eles gostam que as coisas permaneçam iguais.

Humanos julgam tudo – exceto a si mesmos

Os humanos dizem que você está errado, além de coisas como: "Se você simplesmente fizesse as coisas da maneira certa e parasse de gastar todo o seu dinheiro nas coisas estúpidas que está fazendo, você ficaria bem. Sente-se, tome uma cerveja, ligue a TV e torne-se um viciado em televisão". Os humanos nunca se julgam. Eles sabem que estão certos e você está errado. É apenas a maneira como funcionam.

Os humanoides são exatamente o oposto. Humanoides se julgam, mas não julgam as outras pessoas. Seu ponto de vista é: "Estou errado, sou terrível, sou ruim, não sei o que estou fazendo, eu deveria ser melhor, não consigo fazer nada certo." Você está sempre se julgando. Você se julga implacavelmente – apesar de todas as grandes coisas que faz. Você até diz: "Eu sou muito crítico." Não, você não é crítico; você apenas está ciente. Você está ciente dos julgamentos que as outras pessoas têm de si mesmas e dos outros – e você supõe (porque está ciente deles) que esses julgamentos são seus.

Humanoides no trabalho

Os humanoides são frequentemente acusados de trabalhar rápido demais ou de fazer outras pessoas ficarem mal. Se você é um humanoide, as pessoas dizem para você diminuir a velocidade. Você teve mais empregos do que qualquer outra pessoa que conhece. Não é que você não consiga manter um emprego; é que você não quer manter um emprego. Os únicos empregos que você perdeu são aqueles que você nem queria cada um deles! Os humanoides sempre têm o seguinte ponto de vista: "O que mais podemos fazer? Isto vai ser divertido! Vamos tentar isso!" A única maneira de descobrir o que quer fazer é fazendo as coisas até saber que não quer fazer de novo.

Como um humanoide, você é mestre em tudo e não sabe de nada. Você consegue aprender qualquer atividade entre três dias e três semanas, aí fica entediado e, então, tenta mudar. Um humanoide não consegue ter uma carreira para toda a vida, porque precisa de pelo menos cinco coisas diferentes acontecendo em sua vida ao mesmo tempo para ser feliz e ter sucesso. Se você é um humanoide, você nunca consegue realizar nada se houver menos de cinco coisas acontecendo ao mesmo tempo. Você tem que adicionar coisas à sua vida, porque quando você tem muitas coisas acontecendo o tempo todo, você concluirá projetos facilmente e tudo funcionará com facilidade.

Este é simplesmente um traço humanoide. Não é *errado*. Não é *certo*. É assim que funciona. Você tem que estar disposto a ver isso, ou se enganará pelo fato de não poder se concentrar em uma carreira. Conheci muitos humanoides que ouvem isso e dizem: "Sim, mas preciso escolher uma carreira. Todo mundo diz que preciso me concentrar em uma coisa." A verdade é que se você se concentrar em uma coisa, ficará entediado e pronto para mudar em um ano. Você vai parar de fazer tudo o que estiver fazendo e passar para outra coisa. Reconheça isso em você – e acrescente coisas à sua vida. Você acha que se tornar sua vida mais simples, será mais fácil. Não, não é assim que funciona para você. Adicione mais à sua vida e ela se tornará mais simples e fácil.

Quantos HEPADs posicionais você tem que ter a fim de se desacelerar o suficiente para viver nessa realidade? Muito? Um pouco ou megatons além dos megatons? Tudo o que isso é, vezes

um deusilhão, você vai destruir e descriar? Certo e errado, bom e
mau, POD e POC, todas as nove, curtos, garotos e aléns.

Humanoides nos relacionamentos

Ter um relacionamento é difícil para você como humanoide.
Você faz sexo com alguém três vezes e diz: "Quer saber?
Precisamos mudar muito ou então não poderemos continuar. É
assim que as coisas são."

Se você é humanoide, ao se divorciar, é provável que dê tudo
para a outra pessoa, deixe todos os móveis para trás e saia sem
nada, exceto sua mala. Os humanoides sabem que podem ter
sucesso, mas a outra pessoa provavelmente não. É algo como:
"Bem, eu posso lidar com isso; você não pode. Vou levar as
crianças, porque você não consegue lidar com elas. Vou assumir
as dívidas, os problemas e as dificuldades, deixando para você tudo
que torna sua vida mais fácil. Eu devo ser o culpado porque sou
o humanoide e não descobri como fazer nossa vida funcionar."
Isso não o favorece. Pare com isso! Fique com a sua parte!

Seu próprio sistema de incapacidade

Há mais uma coisa que os humanoides fazem. Eles criam um
sistema de incapacidade pessoal para que não se destaquem na
multidão. A fim de evitar ser toda a grandeza que realmente é
como um humanoide, você desenvolve uma incapacidade pessoal.
Uma incapacidade é uma deficiência, invalidez ou desvantagem,
que você assume para igualar suas habilidades às das outras
pessoas. Você assume algum tipo de condição para nivelar a arena
no jogo da vida. Você quer dar à outra pessoa uma chance de
brilhar. Você é como a lebre na história da tartaruga e da lebre.

Você será muito rápido e, então, terá que se deitar para descansar, porque está exausto ou muito à frente e não quer ser visto como um vencedor. Então, você deixa a tartaruga alcançá-lo e passar por você. Você faz uso de uma incapacidade para ter certeza de que é parte da raça humana.

É como se alguém estivesse tentando segurá-lo, mas você não é deficiente. Na Austrália, eles chamam isso de "síndrome da papoula alta". Se você se destacar na multidão, alguém o cortará, então você prefere ser igual a todos os outros. Você está usando um sistema de incapacidade pessoal para tornar-se igual a todos os outros – e, ainda assim, falhando na tarefa de se igualar?

Um de seus principais sistemas de incapacidade pessoal é olhar para seu corpo por meio dos julgamentos de outras pessoas, para que você possa manter a relação simbiótica como verdadeira. Você acha que tem uma relação simbiótica com os outros, que dita que você é humano. Não é assim!

Você só vê o seu corpo humano?

Você está tentando provar que é humano, quando não é? Ao se olhar no espelho, só vê o corpo humano que tem? Você não vê seu corpo humanoide porque seus julgamentos sobre seu corpo humano são tudo que você consegue aceitar.

Quando viajei pela primeira vez com Dain e Raymond – um jovem australiano –, Raymond levantava-se todas as manhãs de camiseta e shorts, ia ao banheiro e saía com uma sunga estilo australiano. Dain ia ao banheiro vestindo sua camiseta e shorts e saía com novos shorts e camiseta.

Um dia, eu lhe perguntei: "Você já esteve em um vestiário com outros rapazes?"

Ele disse: "Sim, por quê?"

Respondi: "Porque todas as manhãs você vem com uma camiseta nova e shorts. Eu entendo o shorts, mas não entendo a camiseta. O que está se passando?

Dain disse: "Tenho um corpo feio."

Fiquei surpreso, porque não foi isso que eu vi. Pedi a ele que fosse ao banheiro, tirasse a camisa e me contasse o que via.

Ele fez isso e destruiu o próprio corpo. O julgamento que saiu de sua boca sobre seu corpo foi horrível.

Eu disse: "Você poderia voltar lá e olhar para o seu corpo do jeito que eu o vejo?"

E ele fez isso. Eu realmente conseguia senti-lo entrar em minha cabeça para olhar para o corpo dele, o que foi muito engraçado. Ele disse: "Meu corpo é assim?" Após esse acontecimento, ele parou de vestir aquelas camisetas porque viu qual era de fato a aparência do corpo dele.

Muitos de nós nos olhamos no espelho e apenas vemos os julgamentos que temos de nosso corpo. Nunca vemos nosso corpo como ele é. Nós apenas enxergamos os julgamentos que criamos.

Olhe para o seu corpo como outras pessoas o enxergam – e não como você faz, pois o seu olhar mente com o julgamento.

Qualquer parte do seu corpo que julgar é um local que você designou como seu sistema de incapacidade pessoal. É o que você faz para se tornar igual a todo mundo e se manter no mesmo nível. Você tornou o tamanho, formato ou forma de seu corpo a fonte de sua incapacidade? Você julga o "pneuzinho" em torno de sua cintura? Esse poderia ser o seu sistema de incapacidade pessoal. Você está usando a doença de pele como uma forma de criar a incapacidade? Você está criando a cor da sua pele como uma forma de manter sua incapacidade? Você está mantendo seu perfil psicológico como uma forma de manter sua incapacidade?

Cada julgamento que usa contra o seu corpo é uma forma de se prejudicar, para que você não se torne um item gerador, criativo e institucional para a criação e facilitação da e na Terra.

Quando me dispus a olhar para o meu corpo humanoide, ao me levantar de manhã, me olhava no espelho e meu corpo parecia muito bem. Então, eu saía daquele cômodo, fazia um julgamento sobre meu corpo, olhava no espelho novamente e meu corpo ficava com uma aparência totalmente diferente. Agora, quando acordo de manhã, sempre me pergunto como será minha aparência, pois sei que cada dia é outra fonte de mudança. Quando me olho no espelho, não espero que meu corpo tenha a aparência de ontem. Eu me levanto e digo: "Gostaria de saber como estou hoje." É sobre ter curiosidade sobre a aparência que terá. Eu olho para o meu corpo e digo: "Uau, estou muito bem!" Então, saio do quarto e pergunto: "O que meu corpo gostaria de vestir, a fim de permitir que ele se pareça com tudo o que realmente é?" Isso é diferente de perguntar: "O que vou vestir hoje que não vai me fazer parecer tão velho e feio quanto penso que sou?"

Que atualização física da doença terminal e eterna da escolha de CCCRs para a criação de ser humano você tem que mantém e condiciona a degustação dos julgamentos, em vez de viver em paz com seu corpo? Tudo o que isso é, vezes um deusilhão, você vai destruir e descriar? Certo e errado, bom e mau, POD e POC, todas as 9, curtos, garotos e aléns.

Pegando as dores, sofrimentos e traumas de outras pessoas

Você tem um sistema de incapacidade pessoal que exige que você pegue a dor, o sofrimento, os traumas, os dramas, as perturbações e as intrigas de outras pessoas? Você fica exausto o tempo todo e não sabe o porquê? Você se prejudica por tirar peso ou gordura de outras pessoas? Você está adicionando peso ao seu corpo na tentativa de mantê-lo igual à densidade e à insanidade das outras pessoas no planeta? Você tem desviado a violência ou a energia de matar das outras pessoas? Você está impedindo alguém de se tornar um estuprador em série? As toxinas do seu corpo, a raiva, a ira, a fúria e o ódio que você herdou dos outros, são piores do que a poluição do planeta? Você assumiu um sistema de incapacidade pessoal como uma forma de tentar curar a Terra, salvar o planeta, parar a matança ou por fim à destruição que está acontecendo ao nosso redor?

Percebe que, ao pegar o peso, a dor e o sofrimento extras, ou o que quer que seja, você está tentando se tornar igual a todos os outros humanos no planeta? Você não pode evitar essas coisas assumindo-as como uma incapacidade. Você gostaria de abrir mão desse trabalho agora? Você pode abandonar seu sistema de incapacidade pessoal para ajudar todas as pessoas que sofrem. Você pode desistir de sua disposição de sofrer quando os outros não podem. Você pode desistir da ideia de que sofrer, de alguma forma, o torna mais nobre e que é melhor ser excluído do que ser generativo o suficiente para incluir outras pessoas em sua realidade.

Você pode, por favor, abrir mão de todos os seus sistemas de incapacidades pessoais? Tudo o que isso é para você, você vai destruir e descriar? Certo e errado, bom e mau, POD e POC, todas as 9, curtos, garotos e aléns.

Exercício: preste atenção em seu corpo. Que parte do seu corpo é seu sistema de incapacidade pessoal?

Tudo o que fez para tornar essa parte do seu corpo como a fonte de sua incapacidade pessoal, você vai destruir e descriar? Certo e errado, bom e mau, POD e POC, todas as 9, curtos, garotos e aléns.

Todos os lugares em que decidiu que é mais importante se apegar ao seu sistema de incapacidade pessoal do que estar à frente no jogo, você vai destruir e descriar? Certo e errado, bom e mau, POD e POC, todas as 9, curtos, garotos e aléns.

Você está aparecendo como o ser radicalmente diferente que verdadeiramente é?

Hoje, recebi uma ligação de uma senhora, que me disse: "Você é sempre infinito, não é?"

Eu disse: "Sim, por que eu seria outra coisa?"

Ela disse: "Sempre que falo com você, assim que as palavras saem da minha boca, sei que você vai dizer 'isso é bobagem, pare com isso'. Sei que, antes mesmo de terminar a minha frase, essa será uma das coisas pelas quais você vai brigar comigo."

Eu disse: "Sim, porque não desejo que você seja finita, a menos que isso seja algo que queira mais do que tudo em sua vida."

Muitas vezes, as pessoas pensam que ser infinito é alguém sem corpo. Elas pensam que você só pode ser infinito se não tiver corpo. Ficamos em um beco sem saída. Nascemos com a consciência de que somos um ser radicalmente diferente e, então, nos exaurimos com nosso sistema de incapacidade pessoal para provar que não somos o ser radicalmente diferente que realmente somos.

Todos os lugares em que comprou que seu corpo é o seu sistema pessoal de incapacidade, que o impede de ser um ser infinito, você vai destruir e descriar tudo isso? Certo e errado, bom e mau, POD e POC, todas as 9, curtos, garotos e aléns.

O sistema pessoal de incapacidade é tudo o que não permite que você realmente tenha uma sensação de paz com seu corpo e a sensação de que você pode deixar seu corpo escolher o que quer ser, como quer ser e o que realmente é. E se você estivesse disposto a ter um corpo infinito em vez de um corpo finito?

Quantos sistemas pessoais de incapacidade você instalou em seu corpo para assegurar que você nunca apareceria como o ser radicalmente diferente que verdadeiramente é? Tudo o que isso é, vezes um deusilhão, você vai destruir e descriar tudo isso? Certo e errado, bom e mau, POD e POC, todas as 9, curtos, garotos e aléns.

Não desejo que você seja finita, a menos que isso seja algo que queira mais do que tudo em sua vida.

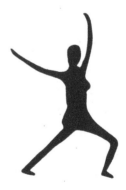

CAPÍTULO
13

Celebrando sua vida

Independentemente do que façamos aqui, vamos aproveitar muito!

Quando eu era criança, tinha uma tia que morava em Santa Bárbara. Ela tinha uma casa elegante, com tapetes orientais, além de móveis bonitos e confortáveis. Ela ouvia ópera, bebia em taças de cristal, comia em porcelana fina e tinha talheres de prata para uso diário. Comprava bolos e pães deliciosos nas padarias e sempre tinha comida de boa qualidade. Eu queria viver daquele jeito! Não se tratava de: "Não podemos pagar por isso. Não podemos ter isso." Eu disse: "Vou ter esse tipo de mobília. Vou viver com essa intensidade de beleza."

Minha família era a favor da utilidade. Tudo dizia respeito à utilidade das coisas, não à beleza delas. As únicas coisas bonitas que tínhamos em casa vinham da minha tia. Minha mãe as polia e as colocava em uma prateleira. O ponto de vista dela era que, se alguma coisa fosse realmente boa, você a colocava em um armário para mantê-la segura. Você não a usava. Meu ponto de vista é: "Se for bonito, use!" Esse era o ponto de vista da minha tia também.

Em nossa família, os móveis eram colocados em um local e nunca mais saiam de lá. Ficaram posicionados da mesma maneira durante toda a minha vida. Cada vez que visitávamos minha tia, os móveis estavam em uma posição diferente. Ela mudava de lugar. Eu dizia: "Ah! Gosto de poder mudar as coisas! Isso é algo que eu quero fazer."

A vida deveria ser uma festa

Meu ponto de vista é que a vida deveria ser uma festa. Você deveria festejar o viver. Você criou seu corpo, por que não o aproveita? E se o propósito da vida fosse curtir o seu corpo a cada momento do dia? Você está fazendo isso?

Mary, nossa amiga de 95 anos, viveu conosco até quase o fim da vida e, em um Natal, eu lhe dei um jogo de lençol de 600 fios.

Ela abriu o presente dela e disse: "Ah, que maravilhoso! Vou guardá-los para uma ocasião especial."

Eu disse: "Querida, não tenho visto ninguém entrando sorrateiramente em seu quarto à noite. Então, melhor usá-los todos os dias, pois sempre que acorda pela manhã, é uma ocasião especial."

As pessoas ficaram horrorizadas por eu ter dito tal coisa. E completei: "Sinto muito, é verdade."

Você não pode desfrutar do seu corpo se não acordar. Acordar deve ser a coisa mais alegre que você pode fazer todas as manhãs. "Eu acordei! Quão legal é isso? O dia está com neblina hoje! Legal, eu posso usar minhas roupas de frio. Ah, está ensolarado hoje. Posso me despir." É assim: "O que devo fazer hoje?" E não: "O que eu tenho que fazer?" **"O que devo fazer hoje que seria divertido e alegre e parte de viver a vida que eu gostaria de ter?"**

Estética, decadência, hedonismo e elegância

Se vai comemorar sua vida, existem quatro qualidades que você precisa ter nela: estética, decadência, hedonismo e elegância. **Estética** é a disposição de ter o prazer e a beleza de cada momento. **Decadência** é a disposição de pegar o que quiser e deixar o resto. Não há necessidade de se agarrar a nada nem a coisa alguma. **Hedonismo** é o reconhecimento de que o prazer é a alegria de viver. E se você vivesse a vida porque é prazeroso, não porque precisa viver? **Elegância** é a disposição de usar o mínimo de energia para obter o efeito mais grandioso. É como uma mulher em um lindo vestido de veludo preto adornado com um broche de um único diamante. Viver, viver de verdade, é ter a estética, a elegância, o hedonismo e a decadência da vida.

Minha miniversão do castelo Hearst

Há muito tempo, olhei para minha vida e disse: "Gostaria de morar no Castelo Hearst. Será que o venderiam para mim? Não. Posso pagar para mantê-lo? Não. Então, como posso ter um Castelo Hearst? Vou fazer minha própria miniversão do castelo Hearst!" – e foi isso que eu fiz. É assim que escolho viver. Quero poder ter um ótimo jantar com coisas lindas. Agora tenho uma bandeja de prata que veio do Castelo Hearst. É uma das duas bandejas do castelo que foram para os filhos de William Randolph Hearst.

Uma senhora, que foi casada com um dos Hearsts, a recebeu em seu divórcio e a vendeu porque queria irritar seu ex-marido. Agora ela é minha. Que sorte é essa?

Você tem que saber como quer viver. Eu queria viver com esse tipo de estética. Eu queria viver com esse tipo de elegância decadente. Eu queria viver com esse tipo de prazer e hedonismo, então criei exatamente isso. Criei minha vida em torno desses conceitos porque é assim que funciona para mim.

Como você gostaria de viver sua vida? Você é uma daquelas pessoas que dizem: "Estou satisfeito com a vida patética que vivo; estou satisfeito com minha vida de classe média"? Embora eu tenha um minicastelo Hearst, não estou satisfeito com isso. Quero mais porque eu sou aquela coisa desagradável chamada humanoide. Os humanoides sempre querem mais; eles nunca estão satisfeitos com o que têm. Nunca é o bastante. Se você for um humanoide, sempre vai querer mais. Você nunca ficará satisfeito com o que tem. E está tudo bem! É assim que as coisas são. Se gosta de cavalos, você vai querer um cavalo melhor. Posso ter um cavalo melhor? Posso ter um maior? Posso ter um mais bonito? Posso ter outro? Posso ter mais dez? Posso ter mais vinte? Eu poderia ter mais trinta? Reconheça que a alegria de viver é sempre buscar algo grandioso e buscar mais.

Você é sensualista?

Quando eu era criança, as pessoas vinham à nossa casa e colocavam seus casacos na cama dos meus pais. Eu entrava e esfregava meus dedos em todos os casacos de pele porque eles eram tão gostosos de tocar. Eu adorava veludo porque era tão macio. Eu amava tudo o que era macio, bonito, liso ou brilhante. Você gosta de sentir as coisas? Se você for assim, é um sensualista. Você gosta de tocar nas coisas e gosta de ser tocado. Se reconhecer que é um sensualista, poderá trazer para sua vida alguém que adorará tocar seu corpo porque também é sensualista. Ser sensualista faz parte de ser hedonista. Você não reconheceu que é um sensualista? Por favor, faça isso.

Você come mais do que o seu corpo precisa, como se fosse uma forma de sensualidade e hedonismo que você realmente pode possuir e ter? Não tem que ser assim; você poderia simplesmente sentir as partes do seu corpo. Você já acariciou seu corpo da maneira que gostaria que fosse acariciado por outras pessoas? E deveria, porque seu corpo gosta disso.

Bagunça

A bagunça é o que muitas pessoas usam em vez de viver decadentemente. Elas acham que ter coisas demais é abundância. Isso não é abundância. Abundância é a vontade de receber e ter tudo e qualquer coisa e de escolher o que realmente funciona para você. Ter muita coisa seria o substituto da verdadeira abundância. Não substitua as coisas pela abundância.

Vivo com coisas de qualidade; reviso minhas coisas e dou ou vendo tudo que não atende aos meus padrões de hoje. Você está tentando criar sua vida baseado no dia anterior? Você gostaria de desistir de criar sua vida a partir do dia anterior e começar a criá-la a partir do amanhã?

Alguém me disse recentemente: "Agora tenho tantas coisas que vivo na bagunça".

Eu disse: "Quando tem tantas coisas que está cercado de bagunça, você precisa começar a se perguntar: 'O que quer morar comigo? O que tem qualidade suficiente para eu manter aqui?' Livre-se do resto."

As pessoas olham para as coisas que estão atrapalhando suas vidas e dizem: "Ah, isso veio da minha família."

Eu digo: "Sim, e é muito feio."

Eles também sabem que é feio. Guardam no armário e permitem que ocupe espaço porque veio da família. "Veio da minha família, então devo amá-lo." Não, só porque veio de sua família não significa que você tem que amá-lo. É feio. O fato de ter vindo de sua família não significa nada.

Pare de acumular. Isso não é ter – isso é apego. **Ter** é a capacidade de ter qualquer coisa e escolher qualquer coisa. **Apego** é agarrar-se a um ponto de vista ou a uma coisa como se isso preenchesse algo. As coisas não preenchem nada em sua vida. A "compraterapia" não é a fonte do viver. Você tem que perguntar: **"Isso funciona para mim? Eu preciso, quero, requeiro ou desejo isso?"**

Você não precisa se apegar a algo porque veio da família. Dê a outro membro da família. Se não houver um membro da família que queira, venda! Ou doe. Se você não ama algo totalmente, por que está convivendo com isso? Você deve viver com o que ama totalmente. Qualquer coisa que não ame totalmente, livre-se disso!

Anos atrás, quando eu trabalhava no ramo de antiguidades, muitas vezes encontrei pessoas que guardavam todos os tipos de coisas. Elas diziam: "Isso era da minha avó, então deve ser lindo". Não, só existe há cem anos porque era tão feio que alguém o colocou no armário! Livre-se disso! Eu queria começar meu próprio programa de antiguidades na TV chamado "Antiguidade atropelada", em que pegaria coisas antigas e muito feias e diria: "Isso deveria ter morrido cem anos atrás!" Eca!

A vida é um orgasmo: por que você não está tendo um?

Recentemente, conversei com alguém sobre o que acontece quando ela sente uma alegria tão intensa que não consegue suportar. Ela disse que sentia que precisava se afastar disso.

Perguntei: "Por que você diz que não consegue suportar?"

Ela disse: "É como se fosse muito prazeroso."

Eu respondi: "Você está rejeitando a ideia de ter uma vida baseada no prazer porque você não quer a intensidade do prazer."

Ela perguntou: "Bem, o que devo fazer quando perceber que estou recuando ou resistindo ao prazer que é possível?"

Eu disse: "Vá em direção a ele. Force-se a entrar nele. Não é: 'Uau, quanto champanhe posso beber para me livrar dessa sensação?' É: 'Vá em direção a todo o prazer que for possível'. Se você realmente for em direção ao prazer, pode começar a vibrar com a possibilidade orgástica."

O que você está fazendo agora é procurar o prazer na vida como se houvesse algo que vai lhe dar prazer – e então, depois disso, acabou. É por isso que a maioria das pessoas faz sexo. Elas estão procurando o prazer da vida, que é: "Ok, eu tive um orgasmo. Está feito. E agora? Vou tomar um banho."

A maioria das pessoas não consegue ter uma intensidade contínua de prazer com seus corpos. E se você começasse a funcionar com esse tipo de energia orgástica o tempo todo? E se estivesse disposto a atuar como um hedonista completo, cujo propósito de vida fosse buscar o prazer de viver?

Se você está na qualidade de vida orgástica, então tudo é um prazer que continua expandindo a possibilidade de um prazer maior. É uma realidade diferente. Você tem que estar disposto a acessar isso, mas toda vez que surge, você diz: "Não, isso é muito intenso, eu não aguento. Chega a ser doloroso ser tão feliz." Não, não é. Não é nada doloroso. Você quer dizer que existe uma capacidade para uma vida orgástica cada vez maior? Sim, é isso que quero dizer. Entretanto, você tem que estar disposto a ter a alegria, a decadência, a estética, a elegância e o hedonismo de viver.

Que escolha de não ter total alegria, decadência, estética, elegância e hedonismo de viver você agora pode destruir, descriar e escolher? Certo e errado, bom e mau, POD e POD, todas as 9, curtos, garotos e aléns.

Viver é um estado ativo de estar presente em cada momento e curtir tudo ao máximo, não importa o que aconteça.

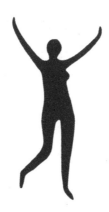

CAPÍTULO
14

O alvo para o seu futuro

Eu gostaria de convidá-lo a reconhecer seu corpo como um presente – não uma dificuldade.

Eu gostaria que reconhecesse que agora você tem ferramentas que lhe permitirão aproveitar sua vida, seu viver e seu corpo. Agora você pode criar um futuro que será um convite para que você faça de sua vida algo tão indefinível quanto ela pode ser.

Eu gostaria que reconhecesse que cada momento de cada dia pode lhe presentear com prazer, alegria, possibilidade, escolha e contribuição de tudo para você – e de você para tudo –, criando algo mais grandioso do que já pensou ser possível.

GLOSSÁRIO

Ser

Em Access Cosnciusness, a palavra ser é usada para se referir a si mesmo, o ser infinito que você verdadeiramente é, o contrário do ponto de vista inventado sobre quem você pensa que é.

Barras

As Barras são um processo de imposição de mãos com um leve toque em 32 pontos na cabeça, cada um correspondente a um aspecto diferente da vida. Esses pontos são chamados de Barras, porque correm de um lado ao outro da cabeça.

Enunciado aclarador

O enunciado aclarador é uma ferramenta que você pode usar para mudar a energia dos pontos de vista que o aprisionaram em situações imutáveis. Para usar o enunciado aclarador, faça uma pergunta que tenha como objetivo trazer à tona a energia do que o limitou, incluindo toda as bobagens construídas sobre isso ou escondidas por trás disso e, então, diga ou leia o enunciado aclarador para liberar a limitação e alterá-la. As palavras que compõem o enunciado aclarador são:

> *Tudo o que isso é, vezes um deusilhão, você vai destruir e descriar? Certo e errado, bom e mau, POD e POC, todas as 9, curtos, garotos e aléns.*

Certo e errado, bom e mau é a versão curta de: o que é bom, perfeito e correto sobre isso? O que é errado, mau, viciante, horrível, ruim e terrível sobre isso? O que é certo e errado, bom e mau?

POC é o ponto de criação dos pensamentos, sentimentos e emoções imediatamente precedentes ao que você decidiu.

POD é o ponto de destruição imediatamente precedente ao que você decidiu. É como puxar a carta da fileira de baixo do castelo de cartas. Então, tudo vem abaixo. Muitas vezes, em vez de "usar o enunciado aclarador", dizemos: "POD e POC nisso."

Todas as 9 representam as nove camadas de porcaria que estamos retirando. Você sabe que, em algum lugar dessas nove camadas, deve haver um pônei, pois você não conseguiria colocar tanta porcaria em um lugar sem ter um pônei para fazer isso. É a porcaria que você está autogerando, o que é a parte ruim.

Curtos é a versão curta de: o que é significante sobre isso? O que é insignificante sobre isso? Qual é a punição para isso? Qual é a recompensa para isso?

Garotos representam as esferas nucleadas. Você já viu um desses brinquedos de fazer bolhas de sabão? Ao soprar, cria-se uma quantidade massiva de bolhas. Você solta uma bolha e outra já começa a se formar. Não importa a quantidade de bolhas que consegue estourar, nunca será capaz de mudar isso!

Aléns é aquela sensação de que o coração parou de bater, você parou de respirar ou parou de estar disposto a olhar para as possibilidades. É como estar com seu negócio no vermelho e receber mais um aviso final de pagamento, então você diz: "Aaaaah!" Você não esperava por aquilo naquele momento.

Fidelidades e comunidades

Fidelidade é um sentimento de lealdade e obrigação para com outra pessoa, grupo ou coisa. Originalmente, fidelidades eram obrigações de lealdade devidas por um vassalo feudal ao seu senhor. Comunidades são juramentos de sangue.

Demanifestação molecular

Quando você quer que algo desapareça ou vá embora, você o demanifestará molecularmente. Em outras palavras, você pede às moléculas que mudem sua estrutura para que se tornem outra coisa. Na verdade, você está mudando a estrutura molecular de algo e, então, isso deixa de existir. Isso funciona com coisas como tumores, artrite e depósitos de cálcio – e, aparentemente, com células de gordura e toxinas também. Eles se desintegram e vão embora. Você coloca as mãos na área que está abordando e diz:

Demanifestação molecular, certo e errado, bom e mau, POD e POC, todas as 9, curtos, garotos e aléns.

Assim que você iniciar o processo, ele continuará a correr.

MTVSS (Sistema de desprendimento da valência terminal molecular) é um processo de imposição de mãos para ativar seu corpo. É a ferramenta para desfazer a maioria das coisas que não estão funcionando no corpo. Também pode ter um grande efeito no sistema imunológico, especialmente quando feito nas articulações. Além disso é um sistema que você pode ativar quando está se exercitando.

MTVSS como um processo de imposição de mãos é uma ótima maneira de estimular seu sistema imunológico, prevenindo gripes e resfriados. Você pode aplicar MTVSS em si mesmo, mas é muito mais dinâmico se recebe o processo de alguém. Você com você é igual a dois. Você com outra pessoa é igual a cem.

O terceiro olho, timo, baço, fígado e rins são as principais fontes do seu sistema imunológico. Ao colocar suas mãos nesses seis pontos, você ativará seu sistema imunológico em um nível incrível.

Para correr MTVSS em alguém coloque uma mão no terceiro olho da pessoa e a sua outra mão sobre o timo. Então, peça:

MTVSS e tudo o mais, conhecido e desconhecido. Certo e errado, bom e mau, POD e POC, todas as 9, curtos, garotos e aléns.

O MTVSS deve ativar-se imediatamente, o que significa que você sentirá, logo em seguida, uma energia correndo em suas mãos. Algumas pessoas sentem um aquecimento, outras percebem uma vibração. Para outras pessoas há um esfriamento e outras percebem uma descarga elétrica. Cada um de nós percebe as coisas da maneira que estamos dispostos a perceber.

Continue mantendo as mãos sobre o terceiro olho e o timo até sentir a energia parar. Pode parecer quente por um tempo e, de repente, o calor se dissipará. Em seguida, repita esse processo com uma mão sobre o fígado e a outra sobre o baço da pessoa. Faça mais uma vez com as mãos sobre os rins.

Se MTVSS não for ativado imediatamente, repita: *Certo e errado, bom e mau, POD e POC, todas as 9, curtos, garotos e aléns* continuamente, até que sinta que a energia foi ativada.

Após aplicar MTVSS algumas vezes e começar a perceber a energia do mesmo, você pode colocar suas mãos no corpo e simplesmente dizer: "MTVSS."

Os corpos são projetados para serem generativos. Infelizmente, ficamos presos na dor e isso cria degeneração em vez de nossa capacidade de geração. Quando liberamos a energia e permitimos que esse processo funcione, os corpos se tornam mais generativos e "milagres" podem ocorrer.

MTVSS também é um sistema que você pode ativar quando está caminhando, correndo, se exercitando ou fazendo seu treino, para que seu corpo acesse todas as energias de que precisa para ser vibrante e vital em seu movimento energético. À medida que se move, apenas diga:

> *MTVSS e tudo o mais. Certo e errado, bom e mau,*
> *POD e POC, todas as 9, curtos, garotos e aléns.*

Quando faço MTVSS, consigo subir as ladeiras íngremes de São Francisco sem parar e meu corpo começa a ter mais energia, mais oxigênio e mais de tudo o que preciso. Sinto como se eu pudesse fazer isso para sempre.

Agendas secretas
Agendas secretas são decisões que tomamos ou conclusões a que chegamos das quais não temos conhecimento. São todos os pontos de vista que você teve em qualquer vida.

Processos verbais
São os processos de Access Consciousness que usam o enunciado aclarador.

SOBRE O AUTOR

Gary M. Douglas

Há 20 anos, Gary Douglas começou a desenvolver Access Consciousness, sabendo que uma forma diferente de funcionar no mundo era possível. Seu propósito com Access é criar um mundo de consciência e unidade – onde consciência inclui tudo e não julga nada.

Simples, eficaz e direto ao ponto, Access é um conjunto de ferramentas, processos e perguntas que permitem às pessoas criar mudanças em qualquer área da vida.

Nascido no meio-oeste americano e criado em San Diego, na Califórnia, Douglas sempre seguiu um caminho espiritual, buscando respostas mais profundas para os mistérios da vida. Sua curiosidade inata o permitiu questionar o que não parecia estar funcionando na própria vida e buscar alternativas para as visões populares e sabedoria atualmente aceita. Ele foi casado duas vezes e tem quatro filhos.

Atualmente, os workshops de Gary Douglas podem ser encontrados em 25 países e são oferecidos por mais de 600 facilitadores em todo o mundo. Gary Douglas continua a viajar por todo o mundo facilitando classes avançadas sobre assuntos que vão desde corpos, o planeta Terra, animais, crianças conscientes, possibilidades, relacionamentos e dinheiro.

As técnicas de Access Consciousness estão sendo usadas em todo o mundo para transformar vidas e corpos em consultórios particulares, bem como em conjunto com a recuperação de vícios, perda de peso, negócios e dinheiro, saúde animal e muitas modalidades de saúde holística, como acupuntura e quiropraxia.

Douglas escreveu vários livros sobre dinheiro, sexo, relacionamento, mágica e animais. Em 2010, o livro "The Place" (O lugar) se tornou um dos mais vendidos da Barnes and Noble.

Para saber mais, por favor, visite:
www.GaryMDouglas.com
www.accessconsciousness.com
www.isnowthetime.com